Les itinérants de la santé

Du même auteur

L'autonomie solidaire en santé, Michalon, 2021.
Et alors ! La réforme globale de la santé, c'est pour quand ? Fauves, 2019. Grand Prix BFM Business du Livre de l'éco 2020.

9, rue de l'École-Polytechnique – 75005 Paris
www.michalon.fr
ISBN : 978-2-347-00365-4

Sous la direction de
Frédéric Bizard
de l'Institut Santé

Les itinérants de la santé

Quel futur pour notre système de santé ?

Michalon Éditeur

Avant-propos

Le contenu de cette fiction est issu du travail de recherche mené par l'Institut Santé depuis sa création en 2018.

Avec cet exercice, l'Institut Santé vise à rendre accessible au plus grand nombre la réforme systémique de la santé que la France n'a pas encore initiée.

Le livre s'adresse à tout citoyen, du moins « sachant » au plus « sachant » en santé. Il a vocation à doter le plus grand nombre de nos concitoyens de la capacité à s'investir dans la réalisation de la réforme.

C'est un appel national à remettre sur pied, dans les plus brefs délais, un système de santé performant en France, au service de tous.

Existe-t-il pour l'homme
un bien plus précieux que la santé ?
Socrate

Introduction

Noël 2050. Réunion de famille exceptionnelle chez les Grandet dans l'ouest des Albaches.

Les membres de la famille Grandet ont choisi de louer une maison à Priac, le village natal de leurs aïeux décédés, Eugénie et Charles, pour des retrouvailles autour de bons repas et le partage de souvenirs.

C'est une belle tablée familiale. Huit personnes représentent les trois générations encore en vie. La première, native de Priac, était constituée de Charles et Eugénie, décédés respectivement en 2025 et 2027. La deuxième génération est composée de leurs deux enfants: Thierry, le fils, 90 ans, veuf de Brigitte, décédée en 2045 à 82 ans de la maladie d'Alzheimer; et Ghislaine, la fille, 88 ans, veuve d'Henri, mort en 2035 à 73 ans. La troisième génération est représentée par les deux enfants de Ghislaine et Henri, et de leurs conjoints: Léonie (66 ans) et son conjoint Julien (68 ans), David (64 ans) et sa conjointe Farida (64 ans). Enfin, la quatrième génération se compose des deux enfants de David et Farida: Bianca (32 ans) et Léo (30 ans).

Il a été difficile de réunir tout le monde dans le village de naissance des grands-parents. Une partie de la famille – Thierry, Farida, David, Léo et Bianca –, bien qu'initialement tous originaires des Albaches, vit à l'étranger, au Bavant, depuis plusieurs années.

Cette émigration n'est pas spécifique à la famille Grandet. De nombreuses familles des Albaches ont connu, et continuent à subir cette fragmentation. Ce qui est assez nouveau, c'est que la cause première n'est ni la guerre, ni une crise économique, ni un totalitarisme politique ou religieux, mais simplement un choix de ces personnes pour fuir le délitement de leur système de santé, et aller en quête d'un pays qui prend soin de la santé de ses habitants.

Les historiens et sociologues des deux pays parlent des « itinérants de la santé ». Parmi ces itinérants, certains sont restés vivre là où ils allaient se faire soigner, au Bavant pour certains des Grandet. Natifs des Albaches, ils ont perdu le bénéfice de ses plages et nombre de ses paysages exceptionnels, mais ils y reviennent avec plaisir quelques semaines, le temps des vacances, et pour rendre visite à leur famille.

Lors de ce Noël 2050, la famille partage avec joie ses anecdotes d'enfance à Priac, les petits plats et traditions culinaires spécifiques aux Albaches, les répliques cultes des comédies de leur pays natal. En revanche, les nouveaux habitants du Bavant ne reviennent pas sur leur coûteuse décision de quitter les Albaches. Le déchirement de l'abandon du pays d'origine est maintenant derrière eux. Ils font partie de ces nombreux habitants des Albaches que la « descente aux enfers », comme ils l'appellent, du système de santé a poussés vers le départ.

Farida rappelle à David que s'ils sont au Bavant, dont les paysages sont moins beaux et le climat plus rude qu'aux Albaches, c'est parce que ce pays s'est lancé dans les années 2025 à 2030 dans une intense campagne de promotion pour attirer des actifs des pays voisins.

L'argument principal qui les a alors attirés était la qualité du système de santé, universel et solidaire, reconnu mondialement. Leurs enfants, Bianca et Léo, âgés de 32 et 30 ans, s'en souviennent malgré leur jeune âge à l'époque.

Tous ont fait leur vie au Bavant et ne se voient pas revenir dans un désert sanitaire, où seuls les gens aisés peuvent se soigner dans de bonnes conditions. Quant à ceux de la famille Grandet qui sont restés vivre aux Albaches – Ghislaine, Léonie et Julien –, ils avaient leurs raisons. Toutefois, vivre dans un pays où le système de santé s'est complètement disloqué rend leur quotidien souvent compliqué.

Ghislaine a fait le choix de rester, malgré sa santé fragile. Elle a bien pensé partir il y a une vingtaine d'années, mais son conjoint, Henri, ne le souhaitait pas. Après le décès de ce dernier en 2035, elle a préféré rester dans leur maison avec ses souvenirs, près de sa fille Léonie, qui a aussi décidé de ne pas quitter les Albaches.

Léonie et Julien, 66 ans et 68 ans, sont restés vivre aux Albaches, à Villette, la capitale.

Sans enfant et en bonne santé, ils ont ressenti moins de pression que les couples avec enfants, anxieux pour leur santé.

Le système de santé aux Albaches n'est plus universel. Il est désormais divisé en deux blocs : le secteur privé pour les plus aisés et le secteur public pour le reste de la population.

Les services du bloc public sont gratuits, sous-financés par l'État des Albaches. Les longs délais d'attente, la faible qualité du service et la vétusté des infrastructures et des équipements alimentent l'insatisfaction des usagers, mais ils n'ont pas d'autre choix.

Le deuxième bloc, privé, est très hétérogène en termes de qualité. On y trouve un secteur premium, sans délai d'attente, comprenant les praticiens les plus renommés et l'accès à toutes les innovations thérapeutiques et technologiques ; et un secteur à bas coût, de piètre qualité pour les usagers.

Le critère de sélection entre ces deux secteurs privés est principalement le revenu des ménages, qui détermine la qualité du contrat d'assurance privée et leur capacité à payer en direct l'offre de soins. L'assurance santé publique solidaire des Albaches (l'ancienne branche santé de la sécurité sociale) a disparu depuis les années 2030.

Deux pays à l'histoire comparable

Les Albaches et le Bavant sont deux pays pourvus d'une longue histoire depuis l'Antiquité. De culture judéo-chrétienne, ils ont mis en place au XXe siècle un système de protection social universel très similaire, s'inspirant l'un de l'autre. Son financement solidaire est fondé sur le principe « *de chacun selon ses moyens, à chacun selon ses besoins* », géré par une institution appelée la Sécurité sociale.

Grâce à un développement économique très dynamique après la Seconde Guerre mondiale, pendant la période dite des Trente Glorieuses, ce système de santé a été très performant dans les deux pays pour remplir sa mission originelle inscrite dans leur constitution : « *garantir à tous, notamment à l'enfant, à la mère et aux vieux travailleurs, la protection de la santé…* ».

Parmi les gains de ce modèle social commun aux deux pays, l'espérance de vie de la population est passée de 45 ans à 78 ans pour les hommes et de 49 ans à 82 ans pour les femmes au XXe siècle. Le niveau de vie a augmenté à chaque génération au cours du XXe siècle, avec un ascenseur social performant.

Le Bavant était historiquement plus pauvre que les Albaches au début du XXe siècle. Comme les Albaches, il a connu une ère de prospérité économique et sociale jusqu'aux deux chocs pétroliers des années 1970, qui changent significativement le contexte. Le ralentissement économique des années

1980 installe un chômage structurel inédit et durable. Le modèle social s'est maintenu à un haut niveau de protection mais à crédit, ce qui a exigé des mesures d'austérité à partir des années 1990.

Les deux pays suivront ensuite un parcours proche sur le plan économique et social, jusqu'à l'aube du troisième millénaire, puis divergeront. L'émergence des grands changements démographiques, épidémiologiques, et technologiques du nouveau millénaire change la donne entre les deux pays.

Les Albaches ont maintenu tant bien que mal leur système historique, mais ce dernier n'apporte quasiment plus les bénéfices pour lesquels il a été conçu, alors que le Bavant a engagé dans les années 2010 courageusement la régénération de son système de santé.

L'histoire de la famille Grandet éclaire cette réalité.

Un quart de siècle plus tôt

Noël 2023. Toute la famille Grandet est réunie à Priac, chez Charles et Eugénie, les doyens.

En fin de repas, Eugénie, après un long soupir, annonce la nouvelle redoutée par tous : « Charles et moi, après avoir longuement pesé le pour et le contre, avons décidé que nous allions quitter les Albaches pour partir vivre dans le Bavant ».

Las de se battre au quotidien pour soigner leurs maladies chroniques qui les handicapent depuis plusieurs années, Charles et Eugénie ne veulent plus subir les failles croissantes d'un système de santé des Albaches qui ne permet plus de bien se soigner.

Ce choix douloureux de quitter leur pays natal n'est pas un cas isolé. C'est même un sujet sensible et clivant dans le pays des Albaches, car il est en augmentation continue. Face à la dégradation avancée de leur système de santé, les Albachois sont très inquiets pour l'avenir de leur qualité de vie. C'est la principale richesse de tout être humain qui est menacée aux Albaches : la santé.

Pays voisin, le Bavant ne connaît pas cette problématique vis-à-vis de son système de santé, bien au contraire. Après avoir mené sa restructuration en 2010 dans un programme appelé « *Santé 2030 au Bavant* », le pays en tire maintenant les pleins bénéfices, via un système performant, équitable, et pleinement adapté à toute la population.

Au-delà de Charles et Eugénie, les trois autres générations de la famille subissent aussi les déconvenues du système de santé des Albaches.

La famille Grandet fait partie des citoyens de la classe moyenne. Elle vit depuis plusieurs générations dans les Albaches, avec des réussites variables selon les générations et les individus. Elle a connu une ascension sociale à la fin du XXe siècle, du monde ouvrier vers la classe moyenne. Elle est très attachée à la culture et à l'histoire de son pays. Quatre générations de Grandet coexistent en cette fin d'année 2023.

Eugénie et Charles Grandet sont les aînés de la famille, nés respectivement en 1940 et 1938. Le couple a toujours vécu dans sa région d'origine, à Priac, un village de 1 500 habitants de l'ouest des Albaches.

Thierry, leur fils aîné, né en 1960, est ingénieur dans le bâtiment, spécialiste en isolation thermique. Il vient de prendre sa retraite en 2023. Il vit en couple depuis vingt ans avec Brigitte, née en 1963. Le couple vit dans une ville du Sud-Ouest des Albaches, Muret, et n'a jamais souhaité avoir d'enfant.

Ghislaine, la fille cadette des Grandet, vit avec Henri, né en 1962 comme elle. Tous deux habitent un pavillon à Serris, banlieue est de Villette, capitale des Albaches et métropole de deux millions d'habitants située au nord du pays. Le couple a eu deux enfants : Léonie, née en 1984 et David, né en 1986.

Léonie, 40 ans, est salariée chez un fournisseur spécialisé de produits d'équipements de salle de bains. Elle vit depuis une dizaine d'années avec Julien, né en 1982, cadre dans une société de conseil en informatique. Tous deux habitent un quartier populaire au nord de Villette. Malgré deux situations professionnelles satisfaisantes, le couple se plaint de sa qualité de vie dans la capitale.

Quant à David, 38 ans, le fils cadet de Ghislaine et Henri, il vit avec Farida, née en 1986 à Rabat. David est professeur d'éducation physique et sportive dans un collège. Farida a créé une société de produits de cosmétique bio. Ils se sont connus au Maroc.

Le couple vit à Salary, une petite ville du sud des Albaches. Ils ont deux enfants, Bianca, 6 ans, en grande section de maternelle, et Léo, 4 ans, en petite section de maternelle.

Chaque génération de la famille Grandet va connaître des difficultés concernant sa prise en charge en santé dans les Albaches tandis qu'en face, le système de santé du Bavant est devenu une référence ces dernières années. Mais qu'a fait concrètement le Bavant en 2010, avec sa réforme « *Santé 2030 au Bavant* » pour transformer avec succès son système de santé ?

I
Prendre soin de la santé déclinante des plus de 75 ans

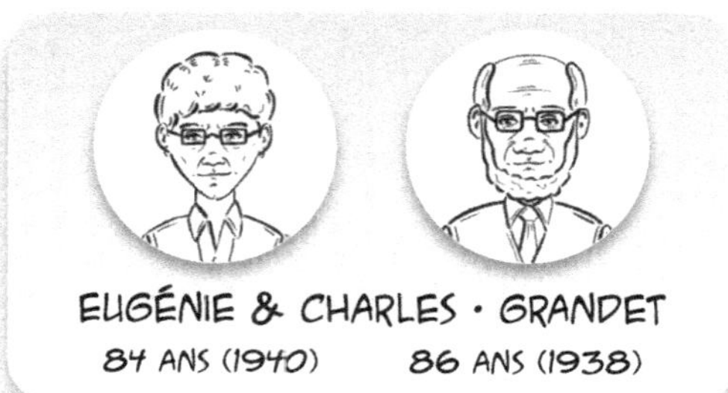
EUGÉNIE & CHARLES · GRANDET
84 ANS (1940)
86 ANS (1938)

1.
L'insuffisance respiratoire chronique de Charles

Charles, 84 ans, a travaillé toute sa vie dans le bâtiment, longtemps comme ouvrier puis comme responsable de chantier. Grand travailleur, doté d'un caractère austère, il a commencé à travailler à 16 ans, et pris sa retraite en 1996 à 58 ans. Ancien grand fumeur, il n'a jamais fait trop attention à sa santé.

Il souffre depuis plusieurs années d'une maladie respiratoire, appelée bronchopneumopathie chronique obstructive.

Dès la soixantaine, au moment de prendre sa retraite, il a commencé à ressentir une gêne respiratoire, qui apparaissait après une longue marche, la montée d'escaliers ou même la tonte de son gazon. Longtemps dans le déni, et ne voulant pas inquiéter sa femme, Eugénie, Charles a gardé ses souffrances secrètes le plus longtemps possible, en adaptant son activité pour gérer sa gêne respiratoire. Il a réussi à garder une vie presque normale jusqu'au jour où Eugénie l'a trouvé allongé sur son gazon, avec de grandes difficultés pour respirer, incapable de se relever.

Charles fut alors transporté par le SAMU au service des urgences de l'hôpital de la ville la plus proche. Après cinq heures d'attente sur un brancard, il fut enfin examiné par un médecin, qui décida de l'hospitaliser pour de plus amples examens.

Il sortit de l'hôpital une semaine plus tard, avec un diagnostic de bronchopneumopathie chronique obstructive, dite BPCO, de stade III. Eugénie et Charles ne connaissaient pas cette maladie chronique inflammatoire des bronches, pourtant assez courante puisqu'elle concerne plus de trois millions de personnes aux Albaches, soit 5 % de la population.

Comme Charles, les trois quarts des personnes souffrant de cette pathologie ne sont pas diagnostiqués, et donc ne sont pas soignés jusqu'à l'apparition d'un épisode aigu.

Une perte de chances

Eugénie fut excédée que ce diagnostic soit posé si tard. En se renseignant, elle comprit que plus la pathologie était détectée tôt, meilleur était le pronostic. Ancien grand fumeur, et ayant longtemps travaillé sur des chantiers de bâtiments et travaux publics, Charles avait les principaux facteurs de risque de cette maladie depuis plus de vingt ans. Peut-être avait-il déjà des symptômes en fin de carrière professionnelle. Toutefois, la médecine du travail aux Albaches se résumait à un entretien de quelques minutes tous les deux ans, avec un infirmier à qui Charles répétait machinalement que tout allait bien.

À cette époque, Charles allait pourtant consulter quatre fois par an son médecin généraliste de Priac, le docteur Meursault. Les consultations prenaient en charge les problèmes ponctuels de santé du moment, ni plus ni moins.

Le docteur Meursault exerçait alors avec deux autres associés, les docteur Jacquet et docteur Henry. Il avait une activité très chargée. Les trois médecins répondaient bien aux besoins curatifs de la population de tout le canton.

En cette fin de XXe siècle, les médecins généralistes étaient des médecins de famille qui prenaient en charge les soins courants de tous les membres de la famille, dans leur cabinet ou au domicile. Les habitants arrivaient facilement à voir leur médecin généraliste, même sans rendez-vous. En cas de complications, le médecin orientait vers le spécialiste de ville ou l'hôpital le plus proche. Toute la population avait accès à un suivi médical de qualité. Les pénuries de professionnels de santé en ville comme à l'hôpital, dans le public et dans le privé, étaient exceptionnelles.

Le déclin progressif du système de soins

Les deux associés du docteur Meursault, sont partis en retraite en 2018 et 2019 et n'ont pas été remplacés.

La salle d'attente du docteur Meursault est dorénavant toujours pleine, les temps de consultation se sont nettement raccourcis. Il n'a plus le temps de se déplacer au domicile des patients. Ces derniers doivent appeler les urgences si leur état se dégrade, ou un ambulancier s'ils sont trop fragiles pour se déplacer au cabinet médical. Dans tous les cas, beaucoup de ces patients, qui étaient traités avant par les médecins de ville, se sont retrouvés aux urgences hospitalières, provoquant au cours du temps leur engorgement.

En plus de la pression de sa patientèle toujours plus nombreuse, le docteur Meursault se trouve harassé par les contraintes administratives croissantes du système de santé. Un jour, sa caisse primaire d'assurance maladie lui reproche même d'avoir trop augmenté son activité, de voir trop de patients ! Un comble pour le docteur Meursault, qui subit les conséquences de la médecine bureaucratique, alors même que les besoins de ses patients croissent. Un autre jour, c'est l'agence étatique régionale de santé qui lui impose de participer à des structures administratives, dont il ne voit aucun bénéfice ni pour lui, ni pour ses patients.

Ces agences régissent toute l'organisation des soins dans les Albaches, de façon technocratique, sans connaissance des territoires et sans compétence médicale. Le docteur Meursault reçoit régulièrement des courriers dans un langage administratif, sur un ton presque menaçant, qui lui enjoignent de rejoindre telle ou telle organisation administrative

– les « *machins de l'agence* », comme les appelle le docteur Meursault.

Charles et Eugénie sont admiratifs du courage de leur médecin. Ils ne comprennent pas comment leur pays a pu basculer en si peu de temps d'un environnement de santé bienveillant pour les soignants et les soignés, vers un environnement aussi dégradé.

Un sentiment d'abandon

À la sortie de l'hôpital, le couple Grandet s'est senti abandonné à son sort. Charles s'en est remis au docteur Meursault pour sa prise en charge post-hospitalière. Ce dernier lui a prescrit un bronchodilatateur et lui a conseillé de consulter un pneumologue.

Eugénie qui accompagnait Charles, très angoissé, à cette première consultation post-diagnostic chez le docteur Meursault, lui a demandé de leur recommander un spécialiste. Malheureusement, les confrères à proximité de son cabinet étant partis en retraite ou reconvertis dans une autre voie professionnelle, le docteur Meursault leur a suggéré d'aller en voir un à l'hôpital.

Six mois plus tard, Charles, toujours accompagné d'Eugénie, va donc consulter le docteur Cartier, pneumologue dans le sud-ouest des Albaches, sur les conseils de son fils, Thierry, qui en a entendu le plus grand bien. Malgré l'éloignement du spécialiste (à cinq heures de son domicile), rendez-vous a été pris avec un délai d'attente de six mois. Afin de se ménager, le couple Grandet resta quelques jours chez son fils, qui habitait à trois quarts d'heure du cabinet du docteur Cartier.

Durant cette longue attente, Charles a vécu avec son inhalateur, qu'il utilisait quand il était essoufflé. Cette habitude l'a conforté à minimiser la gravité de sa maladie et l'a incité à annuler le rendez-vous au prétexte qu'il gérait bien sa maladie avec ce matériel et l'aide de son médecin généraliste. Il l'a honoré grâce à la persuasion d'Eugénie.

Une tardive mise en garde

Avec beaucoup d'empathie et de pédagogie, le docteur Cartier demande à Charles de prendre davantage au sérieux sa situation médicale, et d'adapter urgemment son mode de vie en conséquence. Il lui explique clairement que sans une bonne hygiène de vie, il risque d'être sous oxygénothérapie d'ici quelques mois, c'est-à-dire sous assistance respiratoire quinze heures par jour. Le stade III diagnostiqué de sa maladie (sur un total de IV) est un stade très avancé.

Le docteur Cartier lui prescrit un bronchodilatateur à longue durée d'action, en plus de celui que Charles prend déjà à courte durée. Celui à longue durée d'action est à prendre chaque jour, et l'autre seulement en cas d'essoufflement. Il y ajoute deux séances hebdomadaires de réadaptation respiratoire à faire avec un kinésithérapeute pendant deux mois.

Eugénie doit insister auprès de Charles, et faire elle-même la démarche de contacter un kinésithérapeute pour démarrer les séances.

Si Charles s'est senti plutôt bien dans les six mois qui ont suivi la visite chez le pneumologue, sa prise en charge est devenue de plus en plus chaotique au cours du temps. Entre les ruptures de stocks de ses médicaments à la pharmacie et les difficultés pour consulter les soignants, Charles a perdu le moral et son énergie s'est progressivement dissipée. Il s'est affaibli physiquement, et a suivi avec moins d'assiduité son traitement. Son état de santé s'est dégradé par paliers, ce qui n'a pas manqué d'inquiéter Eugénie et le reste de la famille Grandet.

Ce que redoutait Eugénie arriva. Charles fit un deuxième épisode exacerbé de sa maladie, qui le mena de nouveau aux urgences hospitalières, avec les mêmes désagréments de plusieurs heures d'attente sur un brancard.

Un hôpital en perdition

Pour ce deuxième séjour, Eugénie est préparée aux désagréments de la désorganisation des hôpitaux des Albaches, déjà vécus par Charles. Ce séjour lui permet de mieux comprendre les causes de cette difficile prise en charge.

Elle discute régulièrement avec les soignants. Ces derniers lui expliquent avoir perdu le sens même de leurs missions, tant l'hôpital est dirigé selon des indicateurs comptables et des normes administratives qui font fi de l'humain. Les soignants se sentent dépossédés de leur capacité à organiser les soins et à garder l'intérêt du patient au cœur de leur métier et de leurs préoccupations. À la bureaucratie de l'hôpital s'ajoutent celle de l'agence étatique régionale de santé et celle de la direction générale des soins du ministère.

Une infirmière explique à Eugénie qu'elle a le sentiment que l'hôpital est comme un avion sans pilote, sans direction. Comment les pouvoirs publics ont-ils pu ainsi le laisser sombrer ?

Le diagnostic qui change leur destin

Charles ressort cinq jours plus tard de l'hôpital avec un diagnostic d'insuffisance respiratoire chronique, c'est-à-dire un défaut permanent d'oxygénation du sang, conséquence d'une maladie respiratoire ancienne.

Conscients à présent de la sévérité de la maladie et de la complexité de sa prise en charge, Charles et Eugénie décident de chercher d'autres solutions pour être mieux soignés et vivre moins péniblement, d'autant plus que la santé d'Eugénie se dégrade aussi.

2. Les migraines chroniques d'Eugénie

Eugénie, épouse de Charles depuis 1960, était institutrice au village de leur résidence. D'un caractère jovial et très active dans le milieu associatif, Eugénie a pris sa retraite en 2000. Elle souffre de migraines chroniques.

Les premiers souvenirs de migraine d'Eugénie remontent à ses 10 ans. Elle a été diagnostiquée migraineuse à l'âge de 20 ans, et le premier traitement reçu fut autour de ses 30 ans. Cette errance thérapeutique n'a rien d'exceptionnel pour une maladie identifiée depuis 2000 ans, mais toujours mal connue, même si des progrès sensibles ont été réalisés.

Le quotidien d'Eugénie est rythmé par ses crises de migraine depuis son enfance. Elle a eu beaucoup de difficultés à les gérer lorsqu'elle était institutrice. Son état s'est aggravé au début de sa retraite.

Eugénie a réussi à vivre correctement avec ses crises pendant plusieurs années, notamment avec les conseils du docteur Meursault. Une des raisons de cette maîtrise de sa maladie était la relative courte durée des crises, environ une semaine par mois. Le docteur Meursault les qualifiait de migraines épisodiques. Il expliqua à Eugénie que cette maladie neurologique était due à une excitabilité neuronale anormale.

Des facteurs génétiques complexes associés à des facteurs environnementaux représentent les déterminants essentiels de sa maladie. Les médicaments comme les triptans, les anti-inflammatoires non stéroïdiens, l'aspirine, les opiacés, les antidépresseurs l'aidèrent à surmonter ses crises. Eugénie apprit avec le temps à les prévenir en adoptant son mode de vie, pour éviter leur déclenchement.

Un apprentissage individuel

C'est en identifiant très tôt les situations de déclenchement des crises – surmenage, exercice physique trop intense, manque ou excès de sommeil, exposition sensorielle, changement d'alimentation – qu'Eugénie est parvenue à canaliser la suite du processus.

Grâce à une vie de famille équilibrée et plutôt paisible, un métier qui l'épanouissait pleinement et un caractère fort, Eugénie a su atténuer l'impact socioprofessionnel de ses migraines, même si les crises restaient très handicapantes. Pour maîtriser sa migraine, avant l'ère d'Internet, Eugénie s'est beaucoup renseignée en lisant et en rejoignant une association de patients de sa région. Elle savait que la migraine était la deuxième maladie la plus invalidante au monde.

Eugénie a toujours considéré – avec exagération, selon Charles – que les individus, y compris nombre de soignants, réduisent la migraine à un mal de tête. Selon elle, ils ne comprennent pas que « prends un Doliprane et ça ira mieux ! » ne fonctionne pas pour apaiser une crise de migraine.

Dans les vingt-quatre heures précédant une crise, il existe souvent des signes avant-coureurs que l'on appelle des prodromes. Pour Eugénie, ces signes consistent en une émotivité avec des pleurs ou des colères inexpliquées. Chez d'autres patients, cela peut être de la fatigue, de l'épuisement, de la somnolence. Pour un migraineux sur cinq, pas pour Eugénie, il s'ensuit une période appelée l'aura, qui consiste souvent en des troubles visuels. Puis, vient le mal de tête (céphalée) d'une intensité variable, et fréquemment accompagné de nausées, de vomissements et d'une gêne à la lumière et au bruit.

Comme si ce n'était pas assez, Eugénie a toujours redouté le postdrome, une phase de douleur post-migraineuse, au cours de laquelle elle avait du mal à se concentrer, et avait une forte émotivité, difficilement compatible avec son activité d'enseignante.

Quand le stress aggrave la situation

Eugénie ne s'est jamais plainte de ses soucis de santé devant le reste de sa famille. Une fois à la retraite, ce qui comptait pour elle était de pouvoir recevoir ses enfants et ses petits-enfants et de leur apporter de l'attention et du bonheur. Son état de santé s'est dégradé à la suite du premier passage aux urgences de Charles. Toute l'harmonie qu'ils avaient réussi à préserver s'est alors fissurée.

Alors que ses migraines n'étaient qu'épisodiques, les crises se sont allongées, au moins 15 jours par mois. D'après le docteur Meursault, cette chronicisation était probablement due à une consommation excessive de médicaments (les triptans), et il lui a recommandé de les arrêter. Le sevrage s'est révélé d'autant plus difficile qu'Eugénie a senti qu'elle maîtrisait de moins en moins la survenue des crises.

Sur les conseils du docteur Meursault, Eugénie est allée consulter un neurologue de l'hôpital universitaire le plus proche, le dernier exerçant à proximité en ville ayant pris sa retraite deux ans auparavant. Elle a obtenu un rendez-vous trois mois plus tard avec le docteur Neuman, un neurologue de très bonne réputation. Entre-temps, Charles a eu son deuxième accident respiratoire.

Le docteur Neuman comprend très vite le tableau clinique et le désemparement grandissant d'Eugénie. Avec un certain humour, il lui annonce qu'il a une bonne et une mauvaise nouvelle. La bonne nouvelle est l'existence depuis peu d'un traitement innovant, les anticorps anti-CGRP, qui ont montré une réelle efficacité contre les migraines chroniques, et une nette amélioration de la qualité de vie. Certains patients ont vu la fréquence de leur migraine baisser de 70 %, voire une disparition des crises. Trois molécules de cette famille d'anticorps monoclonaux sont disponibles dans les Albaches. Eugénie n'en croit pas ses oreilles, mais reste sur ses gardes, dans l'attente de la mauvaise nouvelle.

La mauvaise nouvelle est que ce nouveau traitement n'est pas remboursé par l'assurance santé publique des Albaches, du fait de l'absence d'études cliniques comparatives avec d'autres médicaments. Malgré son efficacité thérapeutique démontrée, l'amélioration du service médical rendu a été jugée inexistante par les autorités de santé. Conformément aux dispositions de la loi des Albaches, une spécialité dans ce contexte ne peut être remboursée que si elle génère une économie pour la Sécurité sociale par rapport aux médicaments existants et déjà remboursés.

Eugénie ne comprend pas : pourquoi un médicament dont l'efficacité était bien supérieure aux molécules existantes, comme les résultats cliniques des patients le prouvaient, est-il considéré sans progrès thérapeutique par l'administration ?

Le docteur Neuman lui explique alors que les anciens traitements mis sur le marché trente ans auparavant, valent entre 13 € et 22 € pour une boîte de douze comprimés, mais que les laboratoires détenant le brevet des anti-CGRP refusent de s'aligner sur un tel tarif, ce qui empêche tout remboursement par l'assurance santé publique. Ainsi, le coût de traitement de ces nouveaux médicaments varie de 200 à 350 euros par boîte, à renouveler tous les 28 jours. Les laboratoires refusent de baisser le prix, et préfèrent les laisser sur le marché des Albaches avec un tarif non remboursé.

Le coût annuel, de 3 500 euros, est trop élevé pour Eugénie. Avec leur modeste retraite de l'ordre de 2 500 € par mois à tous les deux, elle ne peut pas bénéficier de cette innovation, comme la plupart des 45 000 migraineux chroniques des Albaches.

Comme lors de l'annonce du diagnostic de Charles, elle ressent une profonde colère. Comment un pays aussi riche que les Albaches n'est-il plus capable de rembourser des traitements aussi bénéfiques pour la population ?

À la fin de la consultation, le docteur Neuman lui glisse à l'oreille que ces anticorps sont remboursés dans la plupart des pays voisins, dont le Bavant.

3.
La prise en charge de la santé des plus de 75 ans au Bavant

Dans sa recherche de solutions pour améliorer leur prise en charge, Eugénie a besoin de comprendre les sources de la réussite du Bavant avec son système de santé. Notamment pour les plus de 75 ans, qui représentent au Bavant 10 % de la population, soit environ 7 millions de personnes, et qui passeront à plus de 12 millions en 2050.

Les maladies respiratoires de Charles

Du fait de ces facteurs de risque liés à son mode de vie et à sa vie professionnelle, Charles aurait eu, au Bavant, un suivi en amont et personnalisé de la maladie.

Le tabac est responsable de 80 % des cas de broncho-pneumopathie chronique obstructive. Le risque est exacerbé si la personne a une vie professionnelle longue dans le bâtiment, au contact de l'asphalte des routes, de niveaux excessifs de poussière, de gaz et de vapeur.

Charles aurait eu une visite annuelle dans un centre dédié de médecine du travail. Celle-ci aurait conduit à un véritable bilan de santé et à une information détaillée sur son profil de risque, au sein de son espace numérique santé.

Charles aurait été sensibilisé pendant sa vie active aux risques des troubles respiratoires. Cette sensibilisation se serait poursuivie lors de sa retraite, via son médecin généraliste, son pharmacien et un suivi numérique.

Les fatalistes en matière de santé diront peut-être: «*Et, alors, qu'est-ce que ça aurait changé?*». En effet, cela n'aurait peut-être pas empêché l'apparition de la bronchopneumopathie respiratoire chronique. Mais le diagnostic serait probablement arrivé bien plus tôt, et Charles et Eugénie y auraient été préparés. Leur connaissance avancée sur la pathologie leur aurait permis de mieux accepter le diagnostic et d'adapter leur mode de vie en conséquence plus facilement.

Ce type de maladie chronique a un développement lent, asymptomatique. Si elle est diagnostiquée tard, à un stade avancé, elle entraîne une dégradation rapide de la qualité de vie de la personne, comme ce fut le cas pour Charles. Il aurait été fortement incité, au cours de sa vie active, à arrêter le tabac à travers un programme de prévention personnalisé, reconnu par une autorité de santé, et financé par l'entreprise.

Il aurait eu toutes les informations pour comprendre les risques des maladies respiratoires.

Ensuite, libre à lui de décider de changer son mode de vie, mais il aurait décidé en connaissance de cause.

Son dossier médical numérique au Bavant, partagé avec son médecin traitant et tous les professionnels de santé consultés et autorisés à y accéder, aurait permis de suivre spécifiquement ce risque (vaccination, exercice physique…).

Eugénie aurait aussi été sensibilisée. Étant la seule à avoir de l'influence sur le mode de vie de Charles, elle aurait pu agir en connaissance de cause.

Un dépistage précoce

La santé au Bavant est organisée à l'échelle de territoires de santé définis par l'État dans tout le pays. Dans ces territoires de santé, Charles et Eugénie auraient eu accès à l'ensemble des services essentiels de santé dont ils avaient besoin.

Le pilotage de la santé du territoire est confié aux acteurs locaux – professionnels de santé, usagers, élus locaux, ordres professionnels –, qui sont pleinement responsabilisés sur le bon fonctionnement, et les résultats du système de santé du territoire. Ainsi, le docteur Meursault aurait été en mesure de gérer le parcours de santé de Charles, car il en aurait été responsabilisé, et aurait disposé des ressources nécessaires.

La solidarité du système au Bavant repose sur des droits pour les patients, mais aussi des devoirs en matière de suivi des protocoles. Aussi, après la pose du diagnostic, Charles aurait fait tous les 3 ans un test de mesure des volumes pulmonaires et des débits bronchiques (une spirométrie) pour suivre l'évolution de son état. Si Charles avait refusé de faire les tests, il aurait été moins bien remboursé pour les soins de sa maladie (60 % au lieu de 100 %).

Un contrat thérapeutique

Au Bavant, si la prévention est personnalisée pour les personnes identifiées à risque, la prise en charge l'est aussi, une fois la maladie présente et diagnostiquée. Un plan personnalisé de soins aurait été conçu pour Charles, et intégré dans un contrat thérapeutique signé entre lui, sa caisse primaire d'assurance santé publique et le coordinateur des soins (son médecin traitant ou le spécialiste en fonction du stade de la maladie).

Ce contrat aurait fourni toute l'information à connaître sur la maladie, son protocole de soins, la mission de chaque intervenant, et les objectifs de la prise en charge.

Une évaluation annuelle de cette dernière, à partir des données médicales numériques, compilées et analysées par un data manager du territoire, accessible en permanence par Charles et l'équipe de soins, aurait été réalisée.

Le médecin traitant, le pneumologue, le kinésithérapeute, l'infirmière à domicile et le pharmacien, quel que soit leur mode d'exercice et leur statut, auraient tous travaillé de façon coordonnée. L'avancée du parcours de soins aurait été connue de tous, en temps réel, grâce au dossier médical numérique partagé dans « MonEspaceSanté » de Charles.

Charles aurait souffert de sa pathologie mais l'évolution à partir du stade I aurait pu être contenue plusieurs années, améliorant sensiblement sa qualité de vie. Ses séjours pénibles à l'hôpital auraient probablement été évités.

Un hôpital réformé

Lorsque les séjours hospitaliers sont inévitables, Eugénie remarque que la réforme menée dans le Bavant a permis de faire de ce lieu stratégique pour des patients souvent en grande souffrance un lieu performant médicalement, et bienveillant pour les soignants et les soignés.

L'hôpital public a été largement réformé pour à la fois s'intégrer dans les soins des territoires de santé, en association avec les autres soignants, et développer une nouvelle capacité à porter plus haut l'excellence de la médecine, la recherche et l'enseignement.

Chaque hôpital dispose d'une réelle autonomie de gestion de ses ressources humaines et financières. L'équipe soignante des services est pleinement responsabilisée dans la gestion des ressources. Les professionnels de santé disposent de pouvoir et d'autonomie pour améliorer leur pratique et l'organisation du service. Leurs compétences professionnelles sont pleinement reconnues. Le haut niveau de satisfaction des patients renforce aussi celle des soignants, qui se trouvent dans une situation de réussite de leur mission de soin.

La gestion des migraines d'Eugénie

Qu'en est-il des patients du Bavant souffrant comme Eugénie de migraines ?

Une fois diagnostiqués, les patients du Bavant sont intégrés dans un programme de santé publique spécifique visant à stabiliser le mieux possible leur état de santé, et à optimiser leur qualité de vie. Ce programme a une composante numérique avec des applications spécialisées sur la migraine, permettant de mieux maîtriser les déclencheurs et la douleur des crises. Il a aussi une composante physique avec l'accès privilégié sur le lieu de travail à un médecin et/ou un(e) infirmier(ère), en plus du médecin traitant.

Toute institution employant des salariés, et les professions indépendantes doivent disposer d'un programme de santé aussi bien pour la prévention des pathologies chroniques, que pour le bien-être général des travailleurs.

Au Bavant, Eugénie aurait reçu au sein de l'établissement scolaire dans lequel elle enseignait un véritable suivi régulier de ses crises de migraines épisodiques, car chaque employeur s'implique activement dans la prévention en santé, et dans le suivi individualisé de leurs personnels.

Au Bavant, les employeurs de toute taille financent eux-mêmes les arrêts de travail de courte durée, avec un jour de carence. Ils sont donc fortement incités à investir dans la bonne santé de leurs personnels.

Les autres charges en santé sur le coût du travail sont les cotisations employeurs destinées au financement de la branche santé de l'assurance santé publique (Sécurité sociale).

En revanche, les employeurs au Bavant ne financent pas de contrat collectif privé d'assurance complémentaire en santé comme dans les Albaches, ce qui fait plus que compenser les charges d'arrêt de travail de courte durée et du programme santé interne.

Le Bavant a fait le choix de compléter l'approche réparatrice de son système de santé par une approche préventive dite « d'investissement social » : préparer, anticiper et prévenir pour avoir moins à réparer. Le lieu de travail est mobilisé dans cette approche.

En bref, Eugénie aurait trouvé sur son lieu de travail un service de santé pour sa migraine qui aurait augmenté ses capacités individuelles pour mieux vivre avec sa migraine.

Un compte personnel de prévention

Eugénie aurait pu bénéficier d'un dispositif qui symbolise ce concept d'investissement social en santé au Bavant : le compte personnel de prévention.

Budget personnel visant à mettre en place une activité de prévention, dont le contenu est choisi par la personne, avec l'aide, si besoin, du système de santé, il peut être utilisé, pour les patients chroniques, afin de financer des services et produits non remboursés par l'assurance santé publique ou toute autre dépense en lien avec leur santé. Il donne aux patients une capacité de choisir les solutions de prise en charge les mieux adaptées et les plus efficaces, selon leur situation et leurs préférences individuelles. C'est particulièrement utile dans le cas des migraines, où la prise en charge est assez hétérogène en fonction des patients, même s'il y a toujours des fondamentaux communs.

Ce compte personnel se constitue en ligne, par téléphone ou physiquement aux caisses primaires de l'assurance santé, qui ont des relais dans la plupart des communes du Bavant. Le montant financier du compte est défini pour un an, et peut être revu si une évolution significative de l'état de santé le justifie.

La médecine n'étant pas une science exacte et maintes prises en charge n'agissant que sur les symptômes, sans guérir la pathologie, les études ont montré que le niveau d'implication de l'individu dans la compréhension de sa maladie et dans les solutions proposées était un facteur clé de succès. Le compte personnel de prévention contribue à cette réussite.

La migraine est une pathologie où les patients comme Eugénie jonglent entre antidouleurs classiques, souvent peu efficaces, triptans et traitements préventifs avec des effets secondaires qui peuvent être difficiles à supporter dans certains cas. Chaque patient, avec l'aide des conseils des professionnels de santé, manifeste une réelle satisfaction de pouvoir disposer d'une autonomie dans les choix disponibles de prise en charge.

Même si cette autonomie est encadrée, puisque les prestations, accessibles et financées par le compte personnalisé, sont labélisées par les autorités sanitaires, elle conduit à une réelle personnalisation du traitement et à une meilleure adhésion à celui-ci. Ainsi, certains patients font le choix de rester sur des méthodes à dominante médicamenteuse, d'autres choisissent un mix de solutions médicamenteuses et non médicamenteuses comme la relaxation musculaire.

Par exemple, Sarah, une patiente du Bavant âgée de 45 ans, qui a un poste de responsable marketing dans la mode a pu, lors de ses voyages fréquents aux USA et au Canada tester un brassard connecté, développé par une société israélienne, fonctionnant selon un procédé de neuromodulation électrique à distance. Les nerfs du bras sont stimulés grâce à des impulsions électriques, afin de déclencher la modulation conditionnée de la douleur, un mécanisme par lequel cette douleur est inhibée par une douleur plus intense ailleurs sur le corps. La neuromodulation électrique à distance permet d'obtenir cet effet grâce à une stimulation indolore. La très sérieuse agence américaine du médicament, la Food and Drug Administration, a autorisé ce dispositif. Sarah a reçu l'autorisation par l'assureur public d'en financer l'usage via son compte personnel au Bavant. Elle utilise régulièrement le brassard, via une application sur son smartphone.

Eugénie est convaincue que cette approche, laissant au patient un pouvoir de décision réel et effectif sur le choix de sa prise en charge, lui aurait bénéficié. De nature curieuse et n'aimant pas subir les évènements, elle s'est trouvée impuissante face à sa migraine qui l'empêchait de bien vivre.

Remboursement des anti-CGRP

L'intensification et la chronicisation de la migraine d'Eugénie ont d'autant plus participé à cette spirale négative que le couple n'a pas été en mesure de financer le premier traitement de fond spécifique des migraines chroniques et sévères : les anticorps monoclonaux anti-CGRP.

Les vieux médicaments chimiques existants ne sont en effet pas comparables avec ces innovations biotechnologiques, dont la fabrication et le mode d'action n'ont rien à voir.

Malgré les principes humanistes votés au Parlement des Albaches, dont celui qui exprime que « *toute personne a le droit de recevoir des soins visant à soulager sa douleur* », rien ne fait bouger les autorités de ce pays malgré maintes interventions d'associations de patients.

Pour les migraineux chroniques comme Eugénie, la différence pour sa qualité de vie est considérable, puisque les anti-CGRP constituent le seul traitement de fond des crises sévères et chroniques. C'est aussi un gain pour la collectivité car la bonne prise en charge d'une maladie aussi invalidante que la migraine permet à des dizaines de milliers de personnes d'être plus productives et de mieux vivre socialement.

L'assurance santé publique du Bavant remplit ainsi pleinement ses missions.

II
Optimiser le bien-vieillir de la génération des 50-75 ans

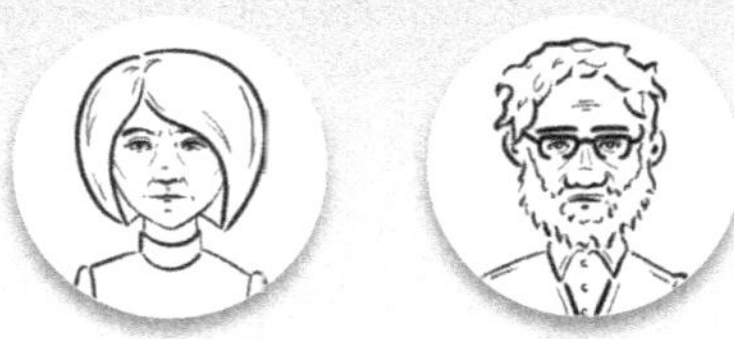

BRIGITTE & THIERRY · GRANDET

62 ANS (1962) 64 ANS (1960)

4.
La préoccupation permanente de bonne santé de Thierry

Thierry a travaillé toute sa vie dans le bâtiment, au sein de deux entreprises qui étaient les principaux acteurs de l'isolation thermique dans les Albaches. Après avoir exercé différentes responsabilités dans des fonctions commerciales, il est devenu le manager de la formation des forces commerciales avant de prendre sa retraite en 2023 à l'âge de 63 ans.

Il a pris relativement soin de sa santé au cours de sa vie d'adulte. Il pratique au moins deux fois par semaine, soit le vélo, soit la course à pied, souvent avec un de ses amis de longue date qui habite près de chez lui.

En couple depuis vingt ans avec Brigitte, Thierry a eu une hygiène de vie quasi exemplaire par rapport aux principaux facteurs de risque sanitaires que sont le tabac, l'alcool, la sédentarité, le surpoids/obésité et l'alimentation malsaine. Il en a tiré profit puisqu'il n'a jamais eu de soucis sérieux de santé. À 63 ans, il dispose d'une très bonne condition physique et psychique. Cependant, il considère que le système de santé des Albaches lui a peu apporté pour se maintenir en bonne santé.

Des soins courants de qualité, mais peu de prévention

Tout au long de sa vie d'adulte, Thierry a été en contact avec des professionnels de santé uniquement pour des soins courants, en particulier avec son médecin généraliste, le docteur Macquart.

Ces dernières années, le docteur Macquart était de moins en moins disponible du fait de sa charge de travail croissante. Il ne l'a vu qu'une à deux fois par an, quelques minutes, pour des consultations liées à des pathologies de type syndrome grippal.

À partir de ses 50 ans, Thierry a reçu dans son courrier une invitation à réaliser tous les deux ans un test immunologique pour détecter précocement un risque de cancer colorectal.

En effectuant des recherches, il s'est aperçu que c'était le troisième cancer le plus fréquent chez les hommes, après celui de la prostate et du poumon, avec près de 47 000 nouveaux cas chaque année, et la deuxième cause de décès par cancer (17 000 par an). Il a lu que dans plus de 80 % des cas, ce cancer provient d'une tumeur bénigne qui évolue lentement et finit par devenir maligne. Détecté tôt, un cancer colorectal se guérit neuf fois sur dix.

Avec de telles statistiques, Thierry se pose des questions sur l'efficacité du dépistage. Pourquoi n'arrive-t-on pas davantage à endiguer la mortalité de ce cancer ? Est-ce un problème d'adhésion des citoyens au dépistage ? Est-ce une question de fiabilité du test ? Thierry aimerait en discuter avec son médecin traitant, mais lors des consultations, le temps manque, et il n'y pense pas. Son appel à une plateforme téléphonique, qui prétend mettre à la disposition des assurés des professionnels de santé aguerris, ne donne lieu à aucune réponse pertinente sur le sujet, la personne lui conseillant de se renseigner sur Internet. Souhaitant comprendre les tenants et aboutissants du maintien en bonne santé, Thierry suit ce conseil.

Il comprend que la raison principale de la forte fréquence et de la haute mortalité de ce cancer est largement due à une faible adhésion de la population éligible aux tests de dépistage. Sur 18 millions de personnes éligibles aux Albaches, seul un tiers réalise le test, soit 6 millions de personnes. La proportion de tests positifs est de 3,5 % sur une année.

Une si faible participation à un test non invasif, gratuit et permettant d'éviter une maladie mortelle, paraît a priori étonnante. Thierry l'explique par l'absence d'éducation en santé de la population, le manque de relai sur le terrain pour inciter les personnes à le faire et l'archaïsme de la promotion par courrier. À l'ère du numérique et de l'intelligence artificielle, le pays des Albaches a en effet un train de retard dans sa communication concernant le dépistage du cancer colorectal et globalement dans la promotion de la santé, l'éducation à la santé et la prévention.

Le concernant, Thierry voudrait aller plus loin dans la prévention. Il souhaiterait réaliser des bilans sanguins régulièrement, pour prévenir son risque de diabète, de maladie cardio-vasculaire, d'insuffisance rénale, et d'autres pathologies chroniques. Mais, n'y étant encouragé ni par l'assurance santé publique, ni par sa complémentaire santé, il ne le fait pas.

Un service de santé au travail quasi inexistant

Comme toutes les entreprises de moins de 500 salariés, la santé au travail de son entreprise était gérée par le réseau des « *services de prévention et de santé au travail interentreprises* ».

Malgré la hausse des besoins de sa génération pour de la prévention médicalisée, le service de santé au travail, rythmé par une consultation médicale tous les 3 à 5 ans, n'est pas intégré dans le système de soins aux Albaches. À chaque question de Thierry concernant son maintien en bonne santé, on lui répondait que le service ne s'occupait que des risques professionnels, comme si la frontière pour la santé entre la vie professionnelle et la vie privée était étanche. Si on y ajoute l'archaïsme technologique du service, qui ne disposait d'aucune base de données à jour sur les salariés, et n'utilisait quasiment aucun dispositif de e-santé (télémédecine, dispositifs médicaux connectés, applications), Thierry constate qu'on est face à un gâchis monumental de ressources potentielles de santé publique.

La santé au travail est perçue principalement sous l'angle de l'obligation légale, et se résume à un formalisme procédural. Dans son milieu professionnel, Thierry a ressenti très peu d'engagement pour la prise en compte de sa santé et celle de ses collègues au travail. Cela lui est apparu très dommageable, car cette période de vie est centrale pour vieillir en bonne santé.

Si cela n'a pas généré chez lui de problèmes de santé particuliers, il a vu nombre de ses collègues multiplier les arrêts de travail pour des raisons de souffrance psychique pour certains, ou de troubles ostéo-articulaires pour d'autres. Il s'est rendu compte que ce qui était assez naturel pour lui ne l'était pas pour la plupart de son entourage, d'où la nécessité d'une politique publique du bien-vieillir ambitieuse et active.

Une faible considération des séniors en entreprise

Si Thierry n'a pas été directement affecté par ce manque de considération de la santé au travail, il a mal vécu la gestion de sa fin de carrière.

Alors qu'il aurait souhaité terminer sa vie professionnelle en associant sa vie associative et un temps partiel dans son entreprise, l'employeur a refusé.

Thierry l'a vécu comme une perte de valeur à la fin de sa carrière, alors qu'il estimait être en pleine capacité et doté d'une grande expertise. Les possibilités de formation continue se sont refermées. Thierry a eu le sentiment de devenir un fardeau pour son entreprise. Du fait de sa vie sociale et associative très active, il ne s'en est pas formalisé plus que ça ; cependant, pour les personnes dépourvues de cette vie très active hors du travail, le choc est probablement difficile à surmonter.

Comme pour la prévention de la santé au travail, Thierry perçoit la gestion des séniors en entreprise comme un énorme gâchis humain, économique et social aux Albaches.

La mauvaise surprise de sa complémentaire santé

Comme si son départ en retraite subi ne suffisait pas, Thierry a connu un autre désagrément. En tant que salarié, il bénéficiait d'un contrat collectif de complémentaire santé choisi par son employeur et auquel il souscrivait sans trop se soucier des garanties. Faible consommateur de soins, il n'y avait jamais vraiment fait attention. Le coût était d'une centaine d'euros par mois, dont 50 % pris en charge par son employeur. Même si Thierry et Brigitte ne disposaient pas de gros moyens, c'était supportable.

À sa retraite, il a reçu un courrier de son assureur lui disant que son contrat allait se terminer dans quelques mois, et qu'il devait souscrire dorénavant un contrat individuel, ou se mettre comme ayant droit sur le contrat collectif de Brigitte. Brigitte allant prendre sa retraite dans quelques mois, il s'est penché sur l'offre des contrats individuels.

Aussi bien dans son milieu professionnel que dans sa vie privée, Thierry a l'habitude des contrats d'assurance. La lecture de plusieurs pages de garanties dans un langage un peu technique ne l'effraie pas. Mais là, il n'a jamais vu une telle jungle. Les contrats ne sont pas libellés de la même façon ; certains utilisent des pourcentages de tarifs de Sécurité sociale que l'assuré ne connaît pas. Il s'est même aperçu, après analyse, que des assureurs incluaient le remboursement sécu dans leurs garanties.

Il a été stupéfait de l'opacité de l'offre. Tout est fait pour que l'assuré soit pris par la main pour souscrire aux contrats les plus rentables pour les assureurs. La personnalisation des contrats à ses besoins personnels est impossible, sauf à y passer un temps très long, et à disposer d'une grande expertise.

Après une sélection de trois assureurs, Thierry a demandé un devis à chacun pour deux niveaux de garantie, avec des propositions de garanties hors du champ de la Sécurité sociale pour rester en bonne santé.

Manifestement, sa démarche n'est pas habituelle pour ce marché. Il a dû relancer pour obtenir deux devis, un des assureurs refusant la demande au prétexte que la souscription se fait au téléphone avec un conseiller.

Pour des sommes allant de 150 € à 250 € par mois, les seules garanties proposées dans les devis correspondent à des remboursements de tickets modérateurs, et à des montants plafonnés de dépassements d'honoraires, dont la valeur en euros n'est pas claire.

En regardant sa consommation de soins des cinq dernières années (dont le montant remboursé par son contrat collectif était en moyenne de 110 euros), Thierry comprend vite qu'il n'a aucun intérêt à payer plus de 2 000 euros par an d'assurance complémentaire. En attendant que Brigitte soit à la retraite, il décida de payer son reste à charge lui-même avant de refaire une analyse du marché plus tard.

Sa première expérience pour le choix d'un contrat de complémentaire santé a confirmé son inquiétude sur l'avenir de la santé aux Albaches. Il a bien conscience que l'assurance santé publique ne peut pas rembourser tous les services et produits de santé, mais le système de financement actuel à deux étages lui parut ubuesque et sans avenir.

5.
La dépression chronique de Brigitte

Assistante de direction dans une grande entreprise d'aéronautique, Brigitte, son épouse, a 61 ans. Son bureau est proche de son lieu d'habitation dans le sud-ouest des Albaches, à Muret.

Elle est adepte des médecines complémentaires et alternatives, tout en essayant d'être vigilante sur leur bon usage. Même si la plupart des citoyens des Albaches consultent d'abord leur médecin traitant en cas de problème, ils sont nombreux à tenter les approches thérapeutiques alternatives. Près de 40 % auraient recours aux médecines non conventionnelles. L'attirance de Brigitte pour ces dernières s'inscrit dans une méfiance à l'égard de tout ce qui ne lui semble pas naturel.

Du naturel, rien que du naturel

Brigitte consomme un maximum de produits bio. Elle achète tout ce qui est possible en produits bio : la nourriture, les produits d'entretien pour la maison, ses produits d'hygiène… Cette approche lui a plutôt bien réussi jusqu'à maintenant, sauf pour la prise en charge de ses troubles dépressifs.

Ses premiers épisodes dépressifs remontent à l'âge de 35 ans, et sont apparus à intervalles variables. Au début, ses épisodes dépressifs duraient quatre à six mois. Brigitte connaissait ensuite des périodes où son humeur était vraiment équilibrée. Elle est même restée plusieurs années sans souffrir de dépression. Mais par la suite, les épisodes dépressifs ont eu tendance à être plus sévères et à durer de plus en plus longtemps.

Du fait de sa sensibilité naturelle, Brigitte a essayé d'éviter le plus longtemps possible la prise de médicaments antidépresseurs. Elle a suivi longtemps des séances d'acupuncture pour gérer son état, avec un certain succès au début, mais son état s'est peu à peu dégradé. Sa souffrance psychique devenant plus forte avec le temps, Brigitte a consulté son médecin généraliste, le docteur Macquart.

Malgré la grande qualité d'écoute de ce dernier, Brigitte a eu l'impression que dès qu'elle évoquait ses épisodes de tristesse et de désespoir, le docteur Macquart prescrivait quasi mécaniquement la prise d'un antidépresseur. Brigitte lui a fait comprendre qu'elle ne souhaitait pas prendre d'antidépresseurs, mais le docteur Macquart a insisté et lui a recommandé d'essayer quelques mois. Brigitte a pris l'ordonnance, mais n'a pas acheté le médicament. Thierry, qui a tenté de la convaincre en vain, s'est étonné qu'aucun suivi structuré ne soit mis en place pour prévenir l'aggravation des symptômes de Brigitte. Ce qu'il craignait est survenu quelques années plus tard.

Une dépression devenue chronique

Avec l'âge, en particulier après la cinquantaine, ses troubles dépressifs sont devenus plus intenses et plus prolongés. Brigitte, qui souffre d'une faible estime d'elle-même, a de plus en plus de difficultés de concentration, des troubles du sommeil et un sentiment de désespoir face à l'avenir.

Thierry sait bien que l'usage isolé de solutions de médecines alternatives ne peut traiter efficacement les troubles dépressifs de Brigitte, désormais chroniques. La situation n'est pas acceptable selon lui, car la qualité de vie de Brigitte est sensiblement dégradée. Elle a de plus en plus d'arrêts de travail, sans que le service de santé au travail ne s'alerte de la situation. Elle a de moins en moins envie de participer à des activités culturelles ou d'aller au restaurant avec leurs amis. Elle trouve toujours de bonnes raisons pour éviter toute sortie. Thierry ne lui en veut pas, car il sait que c'est largement dû à son état de santé.

Leur qualité de vie s'en est trouvée dégradée, avec une forme de renfermement sur eux-mêmes alors que, n'ayant pas d'enfant, leur vie sociale et culturelle était primordiale.

Une médecine du travail redoutée

L'employeur de Brigitte ayant plus de 500 salariés, la santé au travail est gérée par un « *service autonome* » intégré dans l'entreprise. Les professionnels de santé ont leur autonomie, leur devoir de confidentialité, mais sont salariés de l'entreprise.

Comme pour Thierry, la relation de Brigitte avec le service se limite à l'obligation légale de passer une visite médicale à une certaine récurrence. Brigitte est contactée par mail pour passer une visite médicale.

Une de ses collègues de longue date, Stéphanie, avec qui elle partage son espace de travail, lui a toujours conseillé de ne pas parler de son trouble dépressif, estimant que cela pourrait un jour lui nuire. Brigitte ne comprend pas très bien le lien avec son employeur, car ce service est autonome. Mais il règne une forme d'ambiguïté. En tout cas, le service ne proposant aucune activité de prévention particulière, ni de suivi personnalisé de pathologies chroniques, Brigitte n'a trouvé aucun relai sur son lieu de vie professionnelle pour l'aider à gérer son trouble dépressif.

Une médecine de ville sous tension

Thierry décide d'en parler de nouveau au docteur Macquart, qui lui rappelle l'importance de l'antidépresseur dans le protocole de soins. En plus de cela, une psychothérapie de type thérapie comportementale et cognitive, ou une psychanalyse, doit être envisagée.

Il convainc Brigitte de prendre un rendez-vous chez un psychiatre, ce qu'elle fait. Malheureusement, le premier rendez-vous disponible chez un psychiatre de ville est dans six mois. Thierry, incrédule, appelle l'hôpital pour demander si son épouse peut consulter. On lui explique que l'hôpital gère uniquement les cas graves de dépression, et que les délais sont maintenant du même ordre de grandeur qu'en ville.

Brigitte attend donc six mois pour consulter en ville. Le psychiatre qui la prend en charge, le docteur Romani, confirme le diagnostic de dépression chronique. Il lui présente la thérapie comportementale et cognitive, qu'il pratique, et les effets positifs que Brigitte peut en attendre. Il lui précise qu'il faut plusieurs séances et que le succès dépend beaucoup de son engagement dans la prise en charge. Brigitte demande des précisions sur le nombre de séances nécessaire avant d'espérer des résultats. Le docteur Romani lui répond que c'est variable selon les patients.

Après plusieurs séances, Brigitte se sent mieux, et ressent le besoin de continuer durablement la prise en charge. Mais le docteur Romani est en fin de carrière et, réduisant progressivement son activité, il espace de plus en plus les séances.

Le cabinet du docteur Romani est à 30 min de chez elle, ce qui est le maximum supportable pour elle, du fait de son emploi du temps. Elle ne pourra pas aller plus loin voir un autre psychiatre.

Muret, une petite ville de 6 000 habitants, se situe dans une région de plus en plus désertifiée en médecine générale, comme en médecine spécialisée. Pour l'ensemble de la population, il devient de plus en plus difficile de se soigner. Même si Brigitte reste convaincue que la médecine non conventionnelle est importante pour elle, elle est aussi persuadée qu'elle aura durablement besoin d'un psychiatre.

L'avenir du système de santé des Albaches devient donc un sujet d'inquiétude pour le couple.

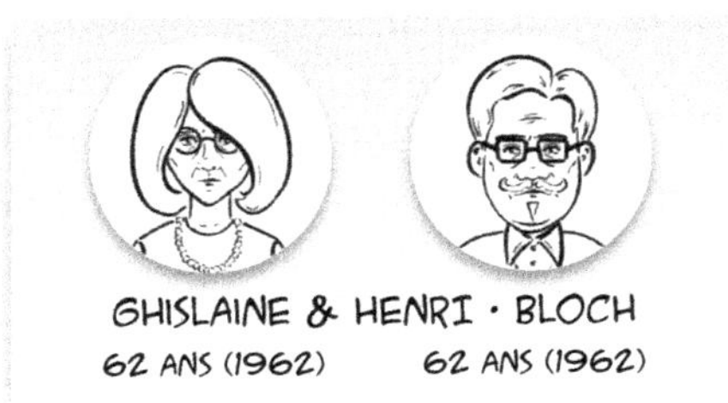
GHISLAINE & HENRI · BLOCH
62 ANS (1962)
62 ANS (1962)

6.
Le diabète de type 2 de Ghislaine et ses complications

Ghislaine, la fille cadette de Charles et Eugénie et sœur de Thierry, est mariée avec Henri depuis 1985. Ils habitent depuis plusieurs années dans une banlieue résidentielle de Villette, la capitale des Albaches. Ils ont deux grands enfants, Léonie née en 1984 et David, né en 1986.

Ghislaine et Henri, contrairement à Thierry et Brigitte, n'ont pas un mode de vie très préventif en santé. Le couple partage les mêmes goûts pour la nourriture, assez riche en graisse. Aucun ne pratique de sport. Les deux fument depuis leur adolescence.

Ghislaine a stoppé la cigarette depuis dix ans mais Henri fume encore, même s'il a nettement diminué sa consommation. Leur consommation d'alcool est régulière, accompagnant la plupart de leurs repas.

Ghislaine a toujours travaillé dans la grande distribution. Elle est, depuis quinze ans, dans le service achat d'un grand groupe. Elle fait partie de l'équipe de négociation pour le secteur de l'agroalimentaire. Son bureau est à une heure de sa résidence, dans la banlieue ouest de Villette. Du fait du prix de l'immobilier inaccessible pour le couple, ils ont dû s'installer dans la banlieue populaire de la capitale. Ghislaine prend le train de banlieue chaque jour. Sa vie est très régulière et rythmée, comme des millions de personnes, par les séquences transport-travail-sommeil. Les enfants ayant grandi et pris leur indépendance, la place pour la famille a diminué au cours du temps. Le couple n'a jamais eu une vie sociale très active, hors de la famille.

La vie de Ghislaine bascule quelques jours après l'anniversaire de ses 40 ans. Ressentant une grande fatigue, son médecin généraliste, le docteur Crémus, lui prescrit des analyses sanguines.

Un diagnostic qui bouleverse tout

Si, globalement, les paramètres sanguins sont normaux, une grosse anomalie apparaît au milieu de résultats : la glycémie, c'est-à-dire le taux de glucose dans le sang.

À jeun, le taux normal est compris entre 0,70 g/l et 1,20 g/l. Ghislaine a un taux de 1,80 g/l, considéré comme de l'hyperglycémie.

Le docteur Crémus lui prescrit une deuxième analyse, qui confirme la première.

Le diagnostic est un choc terrible pour Ghislaine et pour le couple. Si aucun des deux ne connait la maladie dans ses détails, ils comprennent que leur quotidien ne sera plus le même. En s'informant sur la maladie, Ghislaine imagine déjà le pire pour son futur, avec les risques de complications et les handicaps associés.

Le docteur Crémus explique à Ghislaine les causes, les mécanismes et la prise en charge du diabète. Le diabète de type 2 dont elle souffre représente 90 % des cas de diabète et concerne environ 5 % de la population générale des Albaches.

Il existe de fortes disparités socio-économiques du diabète de type 2. On parle souvent d'une pathologie des modes de vie, tant les facteurs de risque de l'obésité, du surpoids et de la sédentarité sont prégnants. Ghislaine n'ayant pas d'antécédent familial, elle en déduit que son mode de vie jusqu'à 40 ans l'a fortement exposée à cette maladie.

Le docteur Crémus lui tient un discours très déculpabilisant, mais cela ne l'empêche pas de penser que cette maladie aurait, peut-être, pu être évitée avec une meilleure prévention. En prenant connaissance des principaux facteurs de risque de ce diabète, son profil personnel – plutôt sédentaire, en surpoids, ancienne fumeuse, sans exercice physique, avec une alimentation non équilibrée – coche la plupart des cases.

Une faible éducation à la santé

Eût-elle changé son mode de vie connaissant cette exposition au risque de diabète ? Elle n'a pas la réponse, mais elle aurait aimé disposer de l'information.

Elle n'en a jamais eu l'occasion. Or, son diabète de type 2 peut se prévenir, contrairement à celui de type 1. Cette situation à risque est aggravée par le fait que Ghislaine n'a jamais fait d'examens de contrôle, de type bilan sanguin, car ce n'est ni dans sa nature, ni dans sa culture familiale. En discutant avec le docteur Crémus, elle comprend l'importance du dépistage précoce. Ghislaine prend subitement conscience qu'elle paie au prix fort son faible niveau d'éducation sur les questions de santé et son mode de vie peu préventif. Elle s'en veut, mais en veut aussi au système de santé des Albaches, qui lui a donné dans ses jeunes années trop peu de moyens pour s'informer, se sensibiliser à vivre une vie plus saine pour sa santé. Elle réalise qu'elle va désormais en supporter les conséquences tout le reste de sa vie. C'est cher payé pour elle, mais aussi pour la société tout entière, car elle sait que son cas est fréquent. C'est le prix de l'absence de santé publique aux Albaches.

Le docteur Crémus lui décrit ensuite le mieux possible, malgré une salle d'attente pleine, les enjeux à venir de son traitement. Il lui indique qu'il va faire une déclaration à l'assurance santé publique pour une affection de longue durée, entraînant une prise en charge à 100 % par cette assurance de tous les frais liés à sa maladie. Elle est rassurée de ne pas être exposée financièrement aux coûts des soins à venir.

Vivre avec une affection de longue durée

Le docteur Crémus lui explique le protocole de prise en charge de son diabète. D'abord, il s'agit de mesures hygiéno-diététiques consistant à modifier ses habitudes alimentaires et à faire davantage d'exercice physique. La prise de médicaments sera nécessaire uniquement si ces mesures se révèlent insuffisantes pour maîtriser sa glycémie. Il suggère à Ghislaine de consulter une diététicienne pour adapter son régime alimentaire.

Ghislaine interrompt alors le médecin avec une certaine émotion : ce changement de mode de vie sera très difficile pour elle, tant sa routine de vie avec Henri est installée et lui convient.

Le docteur Crémus prend alors un ton assez solennel pour sensibiliser Ghislaine sur la gravité potentielle de sa maladie. Il lui rappelle la liste des complications possibles, si sa glycémie n'est pas maîtrisée. Il rappelle les chiffres de la Fédération de diabétologie des Albaches, qui montrent que le diabète tue chaque année dix fois plus que les accidents de la route. De maladie silencieuse, le diabète s'est transformé en tueur impitoyable. En tenant compte des décès liés aux neuropathies, néphropathies et accidents vasculaires cérébraux, le diabète est responsable de

34 000 décès par an dans les Albaches, soit 6 % des décès. C'est 1,5 million à l'échelle mondiale.

Après cette alerte, Ghislaine veut savoir si elle peut prendre tout de suite des médicaments pour faire baisser son taux de glucose. Il existe en effet des médicaments avec différents modes d'action. Certains sont des antidiabétiques oraux, d'autres se prennent par injection. Le docteur Crémus insiste néanmoins pour procéder par étapes.

À la sortie de sa consultation, Ghislaine est en colère, mais résignée. En colère de n'avoir jamais été informée sur les risques sanitaires de son mode de vie, alors qu'elle était clairement exposée à ce type de maladie ; résignée car elle a compris que sa maladie n'est plus curable, même si on en connaît assez bien les mécanismes. Elle va devoir suivre un parcours de soins bien défini et changer une partie de son mode de vie.

Les premiers mois se passent positivement. Les bilans sont dans l'ensemble rassurants. Ghislaine se met à l'exercice physique avec des mesures simples. Au lieu de prendre son train à la station la plus proche, elle marche 15 min avant, pour aller à la deuxième gare, et 15 min à l'arrivée en descendant plus tôt. Par elle-même, elle arrive à faire les activités recommandées, en y allant progressivement dans la durée et dans l'intensité.

En revanche, le changement de régime alimentaire est plus douloureux. Sur les conseils du docteur Crémus, Ghislaine consulte une nutritionniste avec qui elle n'accroche pas bien. En surpoids du fait du manque d'exercice et d'une alimentation déséquilibrée, Ghislaine se sent mal à l'aise face à un discours trop culpabilisant à ses yeux.

Une grande solitude

Cela fait maintenant plus de vingt ans que Ghislaine vit avec son diabète. Après être passée aux médicaments assez rapidement car les mesures hygiéno-diététiques n'ont pas suffi pour baisser et stabiliser la glycémie, son traitement est maintenant à base d'insuline.

Tout en ayant conservé son activité professionnelle, Ghislaine rencontre des difficultés pour modifier son mode de vie et le rendre compatible avec les contraintes de son diabète. Elle ressent une réelle solitude dans cette quête d'un mode de vie plus sain. Malgré l'élan positif du début, Henri est vite revenu à un régime alimentaire et à une sédentarité incompatible avec le diabète de Ghislaine. Les enfants ont quitté la maison depuis quelques années.

Elle n'a trouvé aucun soutien dans la médecine du travail de son entreprise. Les associations qu'elle a fréquentées lui ont fourni de l'information, mais pas un soutien suffisant pour qu'elle modifie ses habitudes.

Le plus dur aujourd'hui pour Ghislaine est d'obtenir des rendez-vous avec la multitude de professionnels de santé intervenant dans la prise en charge du diabète. Même son suivi biologique s'est éloigné des recommandations du protocole, alors qu'elle devrait, chaque trimestre, mesurer son hémoglobine glyquée, qui est le reflet de son niveau de glycémie sur une plus longue période.

Face à l'absence de toute relance de son laboratoire de biologie médicale, et des consultations de plus en plus espacées chez son médecin traitant et son diabétologue, Ghislaine a conscience que sa prise en charge se dégrade. Or, à partir des nombreuses données générées tout au long de l'année, une évaluation sérieuse de l'évolution de son état de santé par rapport à des objectifs serait utile.

Ghislaine a constaté très peu d'évolution quant à sa capacité d'évaluer par elle-même le suivi de son état de santé. Tout se passe à l'oral avec son médecin traitant, de plus en plus débordé.

En vingt ans, elle a constaté, à son échelle, le déclin du système de santé. Son parcours est devenu un parcours d'obstacles pour obtenir en temps voulu les consultations.

La plupart des professionnels qui la suivaient les dix premières années sont partis à la retraite. Elle se sent abandonnée par le système. Sachant que les risques de complication augmentent avec l'âge, elle est très inquiète pour les prochaines années.

7.
L'obésité et l'arthrose d'Henri

Fonctionnaire à la mairie de Villette, dans le département finances, Henri est contrôleur de gestion dans une équipe d'une vingtaine de personnes. Âgé de 62 ans comme son épouse Ghislaine, il est à deux ans de la retraite, et espère terminer sa carrière à ce poste.

Henri a travaillé toute sa vie dans la fonction publique. Plutôt doué pour les questions de comptabilité et de finance, il n'a jamais été très ambitieux dans sa carrière professionnelle. Il se contente facilement d'une vie routinière aussi bien pour sa vie professionnelle que privée.

Sa femme est persuadée que si Henri n'a pas mieux réussi, ce n'est pas lié à son caractère mais à son état de santé. Elle sait qu'Henri est doué pour la finance et qu'il aurait pu avoir une carrière plus brillante. Mais Henri souffre d'obésité depuis de nombreuses années. En surpoids à son adolescence et dans sa vie de jeune adulte, sa surcharge pondérale est passée au stade de l'obésité quand il avait la trentaine.

Même s'il ne l'exprime pas, Ghislaine a constaté que ce problème de santé a eu un effet délétère sur leur vie sociale, mais aussi sur la vie professionnelle d'Henri.

Son indice de masse corporelle (IMC) a longtemps oscillé entre 27 kg/m^2 et 29 kg/m^2 entre 18 ans et 30 ans, ce qui était considéré comme un état de surpoids. Passé la trentaine, son rythme de travail – celui d'une vie de bureau sans beaucoup de déplacements – s'est intensifié et s'est accompagné d'une sédentarité croissante. Henri a alors vu son indice de masse corporelle progressivement augmenter, pour atteindre 34 à 40 ans, considéré comme une obésité modérée, mais à la limite de l'obésité sévère (à partir de 35).

Malgré ce facteur de risque de surpoids identifié tôt dans la vie d'Henri, aucun programme de santé publique ne lui a été proposé pour éviter que ce facteur se transforme en une pathologie chronique.

Une obésité évitable

Mesurant 1,73 m, cette évolution a représenté une prise de poids de 18 kg en quelques années. Avec un IMC de 28 kg/m^2, Henri pesait 84 kg à 30 ans. Avec un IMC de 34, son poids était de 102 kg à 40 ans.

Le docteur Crémus a pris en charge Henri dans une approche globale et personnalisée. Une activité physique régulière – 150 min d'activité modérée par semaine, ou 75 min d'activité intense – et une nutrition adaptée sont indiquées chez tous les patients obèses. L'objectif est de perdre 5 % de son poids initial par an, avec le maintien de cette perte dans le temps.

Le docteur Crémus a tenté de constituer une équipe pluridisciplinaire pour la prise en charge d'Henri : éducation diététique, réhabilitation à l'activité physique, soutien psychologique et même thérapie comportementale et cognitive pour des troubles du comportement alimentaire. Mais cette prise en charge a rencontré deux écueils principaux, l'un lié à Henri et l'autre au système de soins des Albaches.

Henri n'a pas réussi, malgré tous ses efforts, à changer son mode de vie pour que les gains de perte de poids soient durables. Sa vie au travail est rythmée par les transports en commun (45 min le matin et 45 min le soir), puis le bureau de 9 h à 17 h, ce qui limite sa dépense calorique. Arrivé chez lui entre 18 h et 19 h, Henri s'installe le plus souvent devant la télévision en attendant le dîner.

Le docteur Crémus a essayé, avec l'aide d'un diététicien, de changer ses habitudes alimentaires pour corriger les excès d'apports énergétiques. Il a diminué la ration énergétique en orientant Henri vers une alimentation équilibrée et diversifiée. Ghislaine s'est pleinement impliquée en préparant, la veille, le déjeuner d'Henri qu'il emportait chaque matin. Le couple s'est efforcé de prendre les repas en famille, avec les deux enfants, à une heure fixe.

Concernant l'activité physique, Henri a suivi des séances d'éducation thérapeutique visant à analyser ses activités quotidiennes et ses capacités physiques. Changer de station de métro pour marcher le matin et le soir, faire un peu de vélo avant le dîner, aller une fois par semaine à la piscine municipale, faire au moins une balade hebdomadaire en forêt... Henri a tenté plusieurs solutions sans qu'aucune ne tienne véritablement dans la durée. Chaque fois qu'il perdait 5 % de son poids, et malgré les encouragements de son équipe de soins et de sa famille, son naturel plutôt sédentaire et adepte d'une alimentation déséquilibrée a repris le dessus. Cet échec thérapeutique a été d'autant plus difficile à contrer qu'Henri a dû arrêter le seul médicament autorisé dans les Albaches pour l'indication obésité. Les effets secondaires, notamment digestifs, ont entraîné l'arrêt du traitement par Henri, en accord avec le docteur Crémus.

Le deuxième écueil à la réussite de la prise en charge de l'obésité d'Henri a été le manque de coordination de l'équipe pluridisciplinaire, et l'absence de relai de la médecine du travail.

Au cours du temps, Henri a fait face aux difficultés à obtenir des rendez-vous médicaux et paramédicaux, et sa prise en charge s'est progressivement dégradée. La médecine du travail de la fonction publique territoriale avait bien un programme d'information sur l'obésité, mais l'absence de personnalisation de son contenu a rapidement découragé Henri d'investir du temps dans le programme.

Le manque de personnel à la médecine du travail a compliqué toute relation suivie de la prise en charge d'Henri.

Une discrimination mal vécue

Le surpoids et l'obésité sont reconnus comme la cinquième cause de mortalité dans le monde, entraînant le décès d'au moins 2,8 millions de personnes chaque année. Les personnes atteintes d'obésité modérée perdent en moyenne trois ans d'espérance de vie, et dix ans pour celles avec une obésité sévère. À ce fardeau sanitaire s'ajoutent les discriminations et leurs conséquences. Henri a ainsi vécu des discriminations dès son adolescence, dans sa vie d'étudiant, puis dans sa vie professionnelle et sa vie sociale. Les causes génétiques et environnementales de l'obésité demeurant méconnues, elle est souvent considérée comme un choix de vie, et non comme une pathologie. En cela, elle agit comme un stigmate, réduisant les personnes obèses à une étiquette. Le piège se referme lorsque le stigmatisé trouve normal d'être discriminé.

Henri ne s'est jamais senti accepté dans l'université où il étudiait la comptabilité, ce qui l'incita à arrêter dès son BTS en poche, alors qu'il était capable d'aller plus loin dans ses études. Dans sa vie professionnelle, Henri a constaté que, lorsqu'une opportunité de promotion se présentait dans son service, une personne non obèse lui était souvent préférée, sans raison objective de compétences.

Cette discrimination basée sur l'apparence physique fut, selon Ghislaine, un vrai piège dans lequel Henri s'enferma. Elle a nourri sa sédentarité, le rendant réticent à toute vie sociale. Elle a réduit ses ambitions professionnelles et, en conséquence, sa capacité de gains monétaires.

Ghislaine a même ressenti de la discrimination dans le système de soins des Albaches. Elle déplore que tout problème de santé d'Henri soit renvoyé à son poids, et donc à sa responsabilité personnelle.

Un échec thérapeutique relatif

Alors qu'une vingtaine de pathologies sont associées à la survenue de l'obésité, Henri est longtemps resté sans aucune complication. Dans le monde, 23 % des maladies cardio-vasculaires et 44 % des diabètes de type 2 sont imputables au surpoids et à l'obésité.

Ces dernières années, la complication principale générée par l'obésité d'Henri était un début d'arthrose aux genoux et aux mains.

L'arthrose est une affection fréquemment rencontrée chez les personnes obèses, du fait d'une pression excessive sur les articulations dont le cartilage s'use plus rapidement. Le docteur Crémus explique à Henri que les causes de l'arthrose sont cependant multiples, ne se résumant pas au stress mécanique du fait de son poids. Henri souffre d'arthrose des genoux mais aussi des mains, sans que le stress mécanique soit en jeu.

Bien que le docteur Crémus ait installé une prise en charge efficace avec des médicaments pour soulager la souffrance d'Henri, il n'en demeure pas moins que son arthrose limite encore un peu plus son activité physique, risquant d'aggraver à tout moment son obésité. L'état de santé d'Henri s'est stabilisé à une obésité modérée à sévère, avec des complications limitées à l'arthrose, jusqu'à la pandémie du Covid.

Le choc du Covid-19

La pandémie de Covid-19 a entraîné des changements très néfastes dans les habitudes alimentaires et d'activité physique d'Henri, déjà peu favorables. Le confinement a généré une alimentation émotionnelle consistant à manger en réponse à du stress et à de l'anxiété. Il a consommé des aliments plus caloriques et développé encore plus qu'avant le grignotage. À la suite des confinements en 2020 et 2021, et des autres mesures anti-Covid, Henri a pris près de 15 kg supplémentaires.

À la sortie du Covid, Henri a quasiment atteint le degré le plus grave de l'obésité avec un indice de masse corporelle proche de 40, considéré comme une obésité massive ou morbide. Malgré ses efforts, l'aggravation de ses comportements alimentaires, apparue pendant le Covid, ne s'est pas inversée.

Cela a été d'autant plus difficile pour Henri qu'il n'allait plus que 2 jours par semaine à son bureau, accentuant sa sédentarité et son isolement social. Là aussi, la défaillance de la médecine du travail a privé Henri d'une adaptation de l'organisation du travail à son état de santé.

Il n'est pas le seul à faire du télétravail, la plupart de ses collègues en font deux jours par semaine. Mais il a mal vécu la proposition de la direction des ressources humaines de lui donner trois jours plutôt que deux jours : il s'est senti mis un peu plus à l'écart de son service.

Cette proposition lui a été présentée comme une forme de bienveillance du fait de son obésité. En réalité, elle s'est involontairement transformée en négatif, enfermant Henri un peu plus dans sa vie sédentaire.

Une nouvelle fois, Ghislaine a pris conscience de l'incompréhension des enjeux sanitaires dans le monde du travail des Albaches.

L'aggravation de l'obésité d'Henri a dégradé l'arthrose de ses deux genoux. La dernière radiographie effectuée a conduit à la décision de l'opérer pour lui poser une prothèse, en démarrant par le genou droit qui est le plus douloureux.

Henri est dorénavant (enfin) suivi dans un centre spécialisé d'obésité, qui se trouve à 45 min de chez lui, ce qui est trop loin. Le docteur Crémus doit prendre sa retraite, sans espoir d'être remplacé. Il n'y aura plus de prise en charge régulière d'Henri, malgré le risque de multiples complications. Lors de la dernière consultation, le docteur Crémus a conseillé à Henri de consulter un chirurgien spécialiste de l'obésité, pour une éventuelle chirurgie bariatrique.

Dans ce tableau sombre, une lueur d'espoir apparut récemment, avec le lancement de médicaments coupe-faim dits analogues GLP1, utilisés jusqu'à maintenant pour traiter le diabète de type 2. D'après les informations disponibles et les résultats outre-Atlantique, cela pourrait être une vraie opportunité, mais ils ne sont pas encore autorisés dans les Albaches pour l'obésité. Connaissant le retard du système des Albaches sur la mise à disposition des innovations et de leur remboursement, ayant aussi été refroidi par des précédentes générations de coupe-faim et de leurs effets secondaires, le couple reste prudent.

À quelques mois de leur retraite, Ghislaine et Henri sont très inquiets pour la prise en charge future de leur santé.

8.
Le bien-vieillir des 50-75 ans au Bavant

Ni Thierry, dans sa recherche de maintenir un bon capital santé le plus longtemps possible, ni Brigitte, dans sa quête de sortir de sa dépression, ni Ghislaine et Henri dans leur longue expérience de vie avec une pathologie chronique n'ont été satisfaits des réponses apportées aux Albaches. Au regard de l'expérience de Charles et Eugénie, ils se demandent s'ils n'ont pas intérêt à aller prendre leur retraite au Bavant.

Une vraie stratégie du bien-vieillir

Malgré la proximité géographique et culturelle des deux pays, Thierry est frappé par leur différence d'approche pour inciter et accompagner cette génération des 51 à 75 ans à rester en bonne santé.

Une médecine du travail intégrant la santé publique

La médecine du travail du Bavant est intégrée dans le système de santé, comme les autres acteurs. Elle accompagne toute la population active du pays sur le long terme, de l'entrée dans le monde du travail au départ en retraite.

Pour les quinquagénaires en bonne santé comme Thierry, les services de santé réalisent un check-up annuel pour chaque salarié, et incitent à l'activité physique et sportive en milieu professionnel. Le déploiement des innovations technologiques – télémédecine, dispositifs médicaux connectés, intelligence artificielle – leur permet d'aller au-delà de ces missions de prévention primaire.

Depuis l'intégration de ces services dans le système de santé (ils étaient avant 2010 sous la tutelle du ministère du Travail), les données médicales sont déversées dans le dossier médical partagé de MonEspaceSanté. Elles font l'objet, par la santé au travail, d'analyses via des logiciels d'IA à des fins de recherche et d'amélioration du suivi des salariés.

Le compte personnel de prévention

Le compte personnel de prévention est ici destiné à aider à vieillir en bonne santé après 50 ans. Le montant est calibré sur les besoins estimés par la caisse primaire d'assurance santé, selon les recommandations de l'Agence nationale de santé publique du Bavant. Une évaluation annuelle systématique est réalisée par la caisse primaire de l'assurance santé avec le porteur du compte au cours d'un entretien annuel, pour vérifier l'efficacité et l'impact des dépenses du compte sur son état de santé.

Une partie du compte sert à financer des tests de dépistage, comme celui du cancer colorectal après 50 ans, mais aussi à réaliser certains examens sanguins selon l'âge de la personne. Si cette partie est complètement utilisée – c'est-à-dire si tous les actes recommandés pour rester en bonne santé ont été réalisés – la caisse primaire peut augmenter la valeur de la partie libre du compte personnel de formation d'un certain pourcentage, à l'issue d'un entretien annuel. C'est une incitation à l'observance des services de prévention jugés importants pour vieillir en bonne santé.

La seconde partie, ou partie libre du compte de prévention, est utilisée pour la pratique d'un sport, d'un exercice physique recommandé selon le profil du patient, d'une médecine complémentaire reconnue par les autorités, d'une activité sociale à valeur ajoutée, ou tout type d'activité considérée comme efficace dans le vieillissement en bonne santé. À 50 ans, les choix d'activités ne seront pas les mêmes qu'à 65 et à 75 ans. Plus l'âge avance, plus les services visant à retarder l'entrée dans la dépendance sont plébiscités. Il peut s'agir de participation à des activités bénévoles ou associatives, à des formations, à des activités culturelles ou ludiques, à la solidarité intra ou intergénérationnelle et, même, à des jeux vidéo dédiés à retarder l'âge du déclin des fonctions cognitives.

Ce compte personnel de prévention a plusieurs objectifs. D'abord, il se veut incitatif à la bonne santé, à tout ce qui peut renforcer le capital santé de la génération des plus de 50 ans. Même s'il ne finance pas l'intégralité de tous les services, il incite les citoyens à consommer des services utiles pour vieillir en bonne santé. Ensuite, il est pédagogique. Ce compte personnel de prévention est personnalisé et contient un panel large de services reconnus par les autorités sanitaires pour leur valeur ajoutée dans le maintien en bonne santé.

Si Thierry fait partie des personnes qui ont naturellement un mode de vie favorable à la bonne santé, ce n'est pas le cas pour la plupart. Il faut donc leur indiquer le champ des possibles et les accompagner dans leur choix. C'est le rôle des spécialistes du bien-vieillir de la caisse primaire de l'assurance santé, qui accompagnent les personnes dans leur projet de santé.

Cette pédagogie et cette personnalisation sont rendues possibles par la numérisation poussée et l'usage extensif de l'intelligence artificielle dans le système de santé du Bavant.

L'Agence nationale de santé publique du Bavant dispose de ressources humaines hautement qualifiées dans la technologie, de moyens financiers importants pour développer des logiciels en interne, ou en partenariat avec des sociétés privées innovantes de développement de solutions technologiques.

Un financement pluriel et une gestion unifiée du compte prévention

Au-delà du contenu et de l'usage de ce compte personnel de prévention par le citoyen du Bavant, les usagers participent à la gestion de ce compte. C'est une forme de guichet unique. Des référents préventions, présents dans les caisses primaires, viennent en support des détenteurs des comptes à leur demande.

Si l'assurance santé publique pilote les fonds, elle n'est pas la principale pourvoyeuse des moyens financiers. Les mutuelles financent ce fonds de prévention de deux façons : au niveau national en versant un montant global au fonds de prévention, et au niveau individuel sur le compte du souscripteur à un contrat privé d'assurance, qui vient en supplément de l'intervention de l'assureur public.

Les mutuelles interviennent au Bavant uniquement comme assureur supplémentaire de l'assureur public, et non pas complémentaire comme aux Albaches. Ils sont obligatoirement impliqués dans la prévention par le financement du fonds de prévention national et des contrats individuels centrés sur la prévention.

L'État du Bavant voulant faire de la prévention un levier de différenciation entre les mutuelles, Thierry a observé qu'une personne très impliquée dans son maintien en bonne santé, comme lui, pouvait sélectionner sa mutuelle à partir de ce critère. Dans le Bavant, la plupart des citoyens disposent d'un contrat privé supplémentaire individuel en santé dédié à la prévention et à quelques soins non pris en charge par l'assurance santé publique.

L'usage de l'intelligence artificielle

La gestion archaïque des tests de dépistage par l'assureur santé public des Albaches a surpris Thierry et justifiait, selon lui, le faible taux d'adhésion. Au Bavant, en revanche, l'usage extensif du numérique et de l'intelligence artificielle change la donne à toutes les étapes.

Le Bavant dispose d'une base de données exhaustive de consommation médicale et de données de santé de toute la population depuis vingt ans. Cette base est sécurisée, hébergée dans le pays par un opérateur national. Elle est pilotée par le département numérique et innovation de l'assureur public de santé.

À partir de cette base de données et de logiciels d'intelligence artificielle au service d'une médecine personnalisée et prédictive, un niveau de risque des assurés sur certaines pathologies comme le cancer colorectal ou l'insuffisance rénale, par exemple, peut être défini.

La génération de Thierry et Brigitte devrait bénéficier de l'impact de l'IA dans le processus diagnostique et thérapeutique, apportant une assistance précieuse aux professionnels de santé pour des décisions éclairées. L'aide à la décision diagnostique en imagerie en est un bon exemple, mais c'est loin d'être le seul.

La prise en charge de la dépression

Brigitte a vu son état dépressif se détériorer progressivement au cours du temps. Malgré la compétence des médecins des Albaches, elle n'y a pas trouvé l'accompagnement dans la durée pour maîtriser sa pathologie, qui s'est chronicisée.

Un contrat thérapeutique

Au Bavant, une personne souffrant de dépression chronique est intégrée dans un parcours de soins régi par un contrat thérapeutique.

Toute pathologie reconnue comme une affection de longue durée génère au Bavant la formalisation d'un contrat thérapeutique visant à protéger le mieux possible le patient et à lui garantir un ensemble de ressources humaines, technologiques et financières le plus adapté et personnalisé possible. La dépression dans sa forme récurrente (au moins trois épisodes dépressifs) y est reconnue comme «*affection de longue durée*».

Ce contrat thérapeutique comprend un plan personnalisé de soins conçu par l'équipe soignante, validé lors d'une réunion de concertation pluriprofessionnelle répondant à la problématique médicale mais aussi aux caractéristiques et aux préférences individuelles de chaque patient (environnement familial et professionnel). Ce plan décrit le parcours de soins que le patient devra suivre, avec le traitement initial et la fréquence des consultations médicales et paramédicales.

Dans le cas de la dépression, le choix d'une thérapie comportementale ou d'une psychothérapie dépend du profil du patient et des causes de la dépression. On rappelle que Brigitte était réticente à la prise d'antidépresseurs. Tout ceci est pris en compte dans le plan personnalisé de soins.

Le numérique est intégré dans le protocole de prise en charge. Il permet de regrouper, pour un patient donné, l'ensemble de ses problèmes de santé. Chaque professionnel de santé consigne, dans le dossier médical partagé de chaque citoyen, les pathologies et les traitements prescrits. Ce dossier médical partagé se situe dans l'espace numérique de chaque citoyen. Grâce à lui, en un clic, chaque professionnel dispose de l'ensemble des éléments. Dans les Albaches, malgré un interrogatoire performant, il arrive en effet que le patient n'évoque pas tout de suite une maladie ou un traitement important. Dans le Bavant, le psychiatre de Brigitte n'aurait pas eu à attendre la troisième séance pour s'apercevoir qu'elle souffrait également d'hypothyroïdie, une affection endocrinienne qui a une incidence sur l'efficacité des antidépresseurs et de la thérapie cognitive et comportementale! Sans compter que le numérique permet aussi de faire le lien entre les différents professionnels de santé. Au Bavant, l'ordonnance papier est rarissime.

La prescription est électronique et elle est directement transmise au pharmacien.

Chaque résultat d'analyse biologique est transmis électroniquement aux professionnels de santé prenant soin de la personne.

Il existe des applications de thérapies numériques personnalisées grâce à l'intelligence artificielle dans plusieurs pathologies chroniques, dont la dépression. L'intelligence artificielle permet de proposer aux patients dépressifs une série d'exercices personnalisés comprenant des informations sur la situation clinique de la dépression et des techniques proposées pour surveiller et améliorer l'humeur. Les modules contiennent des dialogues simulés entre l'utilisateur et le programme, où les réponses des participants alimentent le contenu personnalisé.

Les autres composantes de ce contrat sont l'apport des informations essentielles au patient, et les objectifs raisonnables sur l'amélioration de l'état de santé et sa qualité de vie.

Le contrat thérapeutique vise à intégrer les trois parties (soignant, soigné, caisse) dans un engagement et un objectif communs de prise en charge optimisée. Pour le patient, ce contrat génère un remboursement à 100 % par l'assurance santé publique de toutes les dépenses afférentes à la pathologie concernée. Le patient bénéficie d'un accompagnement par un référent de la caisse primaire en cas de besoin.

Le service public territorial de santé

Comme nous l'avons vu avec Brigitte dans les Albaches, le premier besoin des patients est souvent de disposer d'une offre de proximité de professionnels de santé.

Le service public territorial de santé instauré dans le Bavant vise à donner une réelle autonomie aux acteurs de santé du territoire, tout en les responsabilisant sur la qualité de la réponse aux besoins de santé de la population du territoire. Chaque habitant du Bavant fait partie d'un territoire de santé qui regroupe en moyenne 200 000 habitants. Ce territoire est l'espace géographique de proximité dans lequel chacun peut trouver une réponse à ses besoins en matière de services et produits de santé essentiels.

Cette réponse s'inscrit dans une logique de service public à l'usager : un accès universel, en continu et de qualité car adapté aux dernières évolutions de la science. Chaque professionnel de santé, exerçant dans le secteur public ou dans le secteur privé, en tant que salarié ou en libéral, est engagé au niveau territorial dans ce service public pour maintenir en bonne santé et soigner les citoyens. L'horizon de tout professionnel de santé financé par l'assurance santé publique dans le Bavant est la population de son territoire de santé et le service public de santé qui y est délivré.

Alors que dans les Albaches, l'offre de soins est restée cloisonnée comme au XXe siècle entre les trois secteurs de l'hôpital, de la ville et du médico-social, le Bavant pilote l'offre à partir des besoins de santé de la population d'un territoire de santé défini. Brigitte a cherché à percevoir les bénéfices qu'elle pourrait en tirer dans son cas personnel.

Concernant les affections de longue durée et la réponse à une dépression chronique, si une faille existe dans l'offre de soins comme l'absence d'un professionnel de santé, le groupement territorial de santé qui pilote le territoire a la responsabilité de trouver une solution pour le patient. Le coordinateur référent du parcours de soins du patient chronique s'appuie donc sur le groupement territorial de santé, et la caisse primaire si besoin, pour trouver les solutions.

En interrogeant plusieurs patients souffrant de dépression chronique depuis longtemps comme elle, Brigitte comprend que les décisions pratiques concernant les parcours de patients se prennent rapidement à l'échelon local, aux antipodes de l'organisation des Albaches, où les professionnels subissent chaque pénurie, avec le sentiment de ne rien pouvoir faire, ce cercle vicieux aggravant les ruptures dans les parcours de soins et les pénuries en général. Dans le cas de la dépression chronique, une relation d'aide et de soutien de la personne dépressive par le médecin traitant, le psychiatre et, éventuellement, d'autres professionnels de santé est capitale pour assurer une prise en charge de qualité.

Dans le Bavant, le parcours des patients souffrant de dépression chronique est évalué chaque année au cours d'un bilan annuel obligatoire entre les trois parties du contrat. Un gestionnaire des données de santé, appelé *data manager*, est systématiquement attribué à chaque parcours de patient chronique. Il fournit une analyse des données de l'année, une comparaison avec les autres parcours comparables et des recommandations grâce à un logiciel d'IA générative. Le but de ce bilan annuel est d'améliorer la prise en charge de l'année suivante pour augmenter l'efficacité de la prise en charge tout en maîtrisant les dépenses. La signature du contrat et le bilan annuel sont obligatoires pour que le patient soit remboursé à 100 %.

Dépistage et suivi personnalisé sur le lieu de travail

Si Thierry a constaté que le lieu de travail au Bavant constituait un continuum espace-temps avec les autres lieux de vie pour le maintien en bonne santé, Brigitte constate qu'il en est de même pour le suivi de la dépression.

Le service autonome de santé au travail présent dans son entreprise aurait dépisté précocement son trouble psychique, ou participé à sa prise en charge. Là aussi, Brigitte est frappée par la différence culturelle d'approche de la santé au travail, et même de la perception de la notion de santé par les employeurs du Bavant.

Voici deux pays qui partent culturellement d'un même point de départ, et seul un des deux a su faire évoluer sa culture et son organisation.

Au Bavant, les employeurs perçoivent leur service de santé comme un service stratégique pour le bien-être de leurs salariés, donc pour le potentiel de développement de leur entreprise et la cohésion sociale. Les médecins et infirmiers assurent une continuité de la prise en charge des pathologies chroniques, grâce notamment au numérique, en alimentant le dossier médical de données sur le lieu de travail.

Pendant les périodes de dépression, Brigitte comprend que le lieu de travail est un soutien professionnel pour mieux les vivre, sachant que l'accompagnement psychologique (présence de psychologues dans le service) fait partie de la prise en charge. La disponibilité, l'écoute et la bienveillance sont des atouts considérables pour améliorer la qualité de vie des patients et optimiser leur chance de guérison.

Outre le suivi médicalisé de sa prévention, en complément de celui de ville, Brigitte aurait bénéficié des services de prévention comme le programme d'activité physique et sportive, et l'accès à une multitude d'applications de santé.

L'activité physique est reconnue comme un facteur déterminant pour prévenir les rechutes et protéger contre le risque de dépression comme pour d'autres risques. Des activités comme la méditation en pleine conscience, dédiées à la dépression, existent aussi pour réduire les accès dépressifs.

Compte personnel de prévention, contrat thérapeutique, service public territorial de santé, service de santé au travail… Brigitte comprend mieux les racines profondes qui nourrissent le phénomène des itinérants de la santé aux Albaches. Son pays voit des milliers d'actifs et de retraités contraints à se déplacer loin de chez eux, pour des raisons qui ont fait sa renommée au siècle précédent.

La prise en charge du diabète de type 2

Ghislaine a voulu connaître les bienfaits possibles du système de santé du Bavant pour son parcours de santé.

Le choc de l'annonce

On se souvient de son sentiment de colère, comparable à celui de sa mère lorsque le diagnostic de bronchopneumopathie chronique obstructive fut révélé à Charles, à l'annonce du diagnostic du docteur Crémus. Fumeuse, en surpoids, sans exercice physique régulier, avec une vie plutôt sédentaire, une alimentation plutôt déséquilibrée et à l'approche des 40 ans, Ghislaine estime qu'elle aurait dû être alertée. Elle l'a été, mais trop tard, par l'annonce de son diabète de type de 2, l'année de ses 40 ans !

Faisant partie de la classe moyenne, le couple a toujours eu du mal à boucler ses fins de mois. Ils ont consacré l'essentiel de leurs ressources à l'éducation et au bien-être de leurs enfants. La préoccupation de leur santé était secondaire.

La cigarette augmente le risque de diabète de type 2 de plus de 40 %. Le surpoids est observé chez deux personnes diabétiques sur cinq. Les études ont montré une réduction significative de l'incidence du diabète dans les groupes de patients pratiquant une activité physique régulière (2 h 30/semaine).

Ghislaine ne comprend pas comment une pathologie si courante, dont les déterminants sont si bien connus, ne fait pas l'objet d'un suivi préventif plus développé dans les Albaches. Elle se rappelle d'ailleurs les mots du docteur Crémus après les résultats de ses bilans sanguin et cardiaque quelques jours après son diagnostic : « Madame Grandet, ne soyez pas abattue, près d'un tiers de mes patients diagnostiqués le sont avec des complications souvent graves, ce n'est pas votre cas ! ». Aux Albaches, 28 % des patients diabétiques sont diagnostiqués avec des complications.

Comment remédier à ce gâchis de capital humain généré par une maladie évitable ?

Une prévention priorisée

Ghislaine estime que la prévention du diabète est essentielle. C'est la quatrième pathologie la plus coûteuse aux Albaches, avec un coût pour l'assurance santé publique de 10 milliards d'euros chaque année.

Ces coûts ne représentent que les coûts directs des soins. Les coûts indirects liés à la baisse de la qualité de vie, la perte de productivité et les décès prématurés multiplient par un facteur de 3 à 5 le coût des soins.

Si elle avait été au Bavant, les facteurs de risque de Ghislaine auraient été identifiés lors du check-up annuel proposé dans son entreprise. Elle aurait été intégrée dans un programme de prévention primaire face au diabète, comprenant une activité physique régulière, un contrôle de l'évolution pondérale, un régime équilibré, et un suivi régulier des variables biologiques. Et, comme toutes les entreprises du Bavant, celle dans laquelle travaille Ghislaine aurait financé des programmes de maintien en bonne santé labélisés par l'Agence nationale de santé publique.

Le dépistage précoce du prédiabète

Concernant la prévention spécifique du diabète de type 2, le Bavant a mis en place un plan dédié à la prise en charge des personnes prédiabétiques.

Le prédiabète se caractérise par un taux de sucre élevé dans le sang, à un niveau supérieur à la normale mais inférieur à celui du diabète (glycémie à jeun comprise entre 1,10 g/l et 1,25 g/l). Ce taux reflète une situation d'intolérance au glucose souvent associée au prédiabète. À ce stade, les anomalies caractéristiques du diabète de type 2 – insulino-résistance et diminution de la production d'insuline – commencent à se mettre en place sur une période prolongée et de manière discrète. Pour les personnes intolérantes au glucose, ayant un risque très élevé de développer un diabète de type 2 à long terme, une attention toute particulière doit leur être apportée.

Les études cliniques internationales montrent qu'une prise en charge précoce des personnes prédiabétiques permet de prévenir le diabète de type 2. Il s'agit de modifications concernant le régime alimentaire (baisse de l'apport calorique journalier) et l'activité physique (à mettre en place de façon modérée et régulière). Ces actions génèrent un contrôle de la glycémie, une stabilisation du poids et une amélioration d'autres paramètres comme le taux de cholestérol et la pression artérielle.

Ghislaine observe que depuis plusieurs années, le Bavant a fait le choix de réussir le virage de la prévention en investissant massivement dans le capital humain en santé dès le plus jeune âge et tout au long de la vie.

Le compte personnel de prévention

Le pays a aussi mis à la disposition de sa population un compte personnel de prévention. Les études menées au Bavant démontrent le succès de cette autonomie laissée aux citoyens pour ses choix de dépenses de prévention.

À partir des données médicales personnelles présentes dans le dossier numérique de santé de chaque citoyen, et à l'aide d'un logiciel d'intelligence artificielle, une liste de produits et services est suggérée à chacun. Cette liste contient une sélection personnalisée d'applications numériques.

Il existe actuellement plus de 350 000 applications numériques liées à la santé, recensées par la Haute Autorité de santé du Bavant. Face à cette jungle, le citoyen est relativement déboussolé pour réaliser les choix les plus adaptés à son mode de vie et à ses préférences individuelles.

Pour Ghislaine, ce budget aurait été centré, avant le déclenchement du diabète, sur les facteurs de risque pouvant mener à du diabète et à d'autres pathologies chroniques.

Elle aurait reçu une sélection personnalisée de services et produits, du type applications numériques, entre autres, pour modifier ses comportements afin de manger plus équilibré, d'arrêter de fumer, de faire de l'exercice physique…

Une équipe de soins impliquée dans la prévention

Ghislaine a voulu comprendre comment les médecins et autres professionnels de santé, hors professions dédiées à la prévention, étaient impliqués dans le maintien en bonne santé de la population du Bavant.

La parole médicale ayant une grande valeur aux yeux des patients, il est prouvé que les messages de prévention doivent aussi être relayés par le médecin traitant pour changer les comportements. Pour cela, un quart de leur rémunération est payé sous forme de capitation ajustée dédiée à la prévention. On parle de capitation car le médecin perçoit une somme définie par personne, qui est ajustée au profil de santé de la patientèle. En effet, en fonction de l'âge et de l'état de santé de la personne, les examens de prévention et le temps à y consacrer varient.Un médecin généraliste a une patientèle moyenne de 1 700 patients dans le Bavant. Il se voit donc allouer une somme globale annuelle pour prendre en charge la prévention de sa patientèle.

Les examens à réaliser sont intégrés dans l'espace numérique de ses patients. Chaque patient a connaissance de ce que le médecin doit réaliser au cours de l'année. Ainsi, il joue un rôle actif pour permettre au médecin de réaliser son programme personnalisé de prévention. Ce programme fait partie des missions du service public territorial de santé dans lequel le médecin généraliste exerce.

Une équipe de soins gère cette partie préventive, sous la responsabilité du médecin traitant, qu'il soit libéral ou salarié.

S'il est en libéral, le médecin traitant finance avec le montant de la capitation ajustée une ou plusieurs infirmières spécialisées en prévention (infirmières en santé publique, par exemple). S'il exerce en tant que salarié, la somme de la capitation est versée au centre médical.

Un parcours de soins devenu parcours de santé

Ghislaine connaît l'organisation du Bavant sous forme de territoires de santé, dans lesquels chaque citoyen dispose des services et produits de santé, pour la prévention et pour le soin.

Les professionnels de santé exercent dans un service public territorial de santé qui garantit à chaque citoyen l'accès à l'offre dont il a besoin.

Le contrat thérapeutique, évoqué pour la dépression de Brigitte et la bronchopneumopathie chronique obstructive de Charles, s'applique dans le cas du diabète de type 2 de Ghislaine.

Ce service public territorial de santé et ce contrat thérapeutique sont essentiels pour le parcours de soins de toute pathologie chronique, en particulier pour le diabète. En effet, une douzaine de professionnels de santé interviennent dans le parcours de soins du diabète. La mission de chaque professionnel est incluse dans le plan personnalisé de soins intégré dans le contrat thérapeutique.

Certains professionnels, considérés comme pilier du parcours (pharmacien, infirmier, biologiste, diabétologue et médecin traitant) sont des référents responsabilisés dans le respect du protocole de soins. Le coordinateur responsable du parcours peut être le médecin traitant ou le diabétologue en fonction de la stabilisation ou non du diabète.

Dans ces conditions, Ghislaine n'aurait pas vécu la galère qui a été la sienne pour trouver les bons professionnels de santé et quelquefois obtenir ses médicaments, souvent en pénurie dans les Albaches.

L'engagement du patient renforcé par la télémédecine

Un autre facteur clé de succès de la prise en charge du diabète de type 2 est la pleine implication du patient dans sa prise en charge.

Cela exige d'abord un niveau d'informations optimal et adapté au profil de chaque patient. Par son espace numérique, le patient dispose d'une information très ciblée et complète sur ce qu'il doit connaître. Un programme d'éducation thérapeutique est intégré dans le contrat. Il vise à éduquer le patient sur les mesures hygiéno-diététiques, l'autosurveillance de la glycémie, l'intérêt de l'hémoglobine glyquée.

Une infirmière est responsable de ce programme pour chaque patient.

Ghislaine est surprise par l'usage généralisé de la télésurveillance des patients diabétiques. Le diabète étant une pathologie grave du fait des complications qui peuvent survenir, le contrôle métabolique de la glycémie est primordial. Les données médicales du patient sont transmises automatiquement au médecin coordinateur du parcours.

La télésurveillance s'inscrit dans l'usage généralisé de la télémédecine par chaque professionnel du service public territorial de santé. Que ce soit la télésurveillance de patients chroniques, la téléconsultation ou la téléexpertise, chaque professionnel, en fonction de ses besoins, les a intégrées dans sa pratique. La télémédecine n'y est pas vécue comme un remplacement du médecin, mais comme une valeur ajoutée substantielle au service des soignants et des soignés. Elle permet d'augmenter la capacité d'agir de chacun.

Enfin, quasiment chaque patient diabétique au Bavant dispose d'une application numérique pour la gestion de son diabète. La pathologie se prête particulièrement bien à un dispositif de suivi en temps réel. 10 % des applications numériques de santé concernent le diabète.

Ainsi, le Bavant rembourse les thérapies numériques, qui sont des dispositifs médicaux aux avantages cliniques prouvés.

Prédire pour mieux anticiper

L'intelligence artificielle est largement utilisée au Bavant pour analyser les comportements et bâtir des modèles, fournir des recommandations personnalisées sur des soins de santé et dépister précocement. Grâce à cette technologie, le moniteur de glucose indique automatiquement au patient la tendance à venir, afin de lui permettre d'évaluer s'il agit de manière appropriée. Il peut même prédire l'issue probable des repas sur son taux de sucre. Les données sont partagées avec l'équipe médicale, sur un portail Internet dédié.

On pense à tort que le diabète se limite à la gestion de la consommation de sucres. Mais les patients diabétiques doivent suivre, également, un régime alimentaire équilibré pour limiter les risques. Des applications de nourriture sont dédiées à la création de plans d'alimentation personnalisés pour les diabétiques. L'objectif est d'aider le patient à faire des choix alimentaires adaptés, sans être trop restrictifs.

Ghislaine constate que l'intelligence artificielle est aussi utilisée pour détecter précocement les affections liées au diabète, comme la rétinopathie diabétique, pouvant entraîner une perte de la vision. Finalement, Ghislaine se dit que si elle ne peut pas revenir en arrière dans son parcours de vie, la réussite du Bavant dans la transformation de son système de santé doit faire école et doit lui bénéficier aussi. Elle voudrait aussi aider Henri, dont l'état de santé l'inquiète de plus en plus.

L'obésité, grande cause nationale

Après l'échec thérapeutique dans la lutte contre son surpoids puis son obésité dans les Albaches, Henri veut comprendre les sources du succès du Bavant dans la maîtrise de ce fléau de santé publique.

Un arsenal commun aux autres pathologies

Henri retrouve les sources du succès dans la prise en charge des autres pathologies chroniques. Quatre éléments semblent ainsi expliquer la performance du système de santé :

– un service public territorial de santé qui garantit un accès pour tous et à tout moment à des services et produits de santé de grande qualité ;

– des professionnels de santé exerçant un métier qui fait sens pour eux, au service de la population de leur territoire de santé, avec une réelle responsabilisation et une liberté d'action pour innover et répondre efficacement aux besoins de santé ;

– un compte de prévention personnalisé assurant à chaque citoyen en surcharge pondérale l'accès et le libre choix de services et produits les mieux adaptés à sa capacité et préférences individuelles pour perdre du poids ;

– et, enfin, des services de prévention très performants accompagnant les personnes en surpoids tout au long de la vie, de la petite enfance dans les services de protection maternelle et infantile, puis à l'école, au collège, au lycée, à l'université et au travail. Ils se poursuivent également après la retraite, afin de permettre l'autonomie le plus longtemps possible.

Mais Henri est surtout frappé par l'importance du levier de la gouvernance pour piloter efficacement cette grande cause de santé publique.

Un pilotage interministériel centré sur la santé publique

Dans la transformation de son système de santé menée plus de dix ans auparavant, le Bavant a complètement réorganisé la gouvernance du système. La lutte contre la surcharge pondérale est emblématique de l'exigence de transversalité des politiques publiques à mener.

Tout plan de lutte contre ce fléau implique plusieurs ministères autres que la santé dont ceux du sport, de l'agriculture, de la ville, du travail, de l'éducation. Le plan anti-obésité du Bavant agit sur de nombreux leviers impliquant divers ministères : des repas équilibrés à la cantine accessibles à tous en partenariat avec les collectivités territoriales, une interdiction des publicités à la télévision pour des produits de mauvaise qualité nutritionnelle, un recueil de données sur le poids et la taille lors des examens périodiques de santé de l'enfant à des fins de dépistage précoce et de recherche, une forte implication de la santé scolaire et de la santé au travail…

Le plan de lutte contre la surcharge pondérale est décliné dans chaque territoire du Bavant par l'intermédiaire des directions de santé publique présentes dans les préfectures régionales et départementales. Ces dernières s'appuient sur les acteurs publics et privés de la région et du département, et sur les acteurs de santé de chaque territoire de santé pour déployer les actions.

L'obésité sévère reconnue comme une pathologie chronique

Si la surcharge pondérale, incluant le surpoids et l'obésité, est un facteur de risque essentiel pour de nombreuses maladies, le Bavant considère que l'obésité est une réelle pathologie chronique. Contrairement aux Albaches, l'obésité de l'adulte à partir du stade sévère et l'obésité sévère de l'enfant sont reconnues comme une affection de longue durée. Tous les soins afférents à sa prise en charge sont donc remboursés à 100 % par l'assurance santé publique, à condition que le contrat thérapeutique tripartite soit signé.

La reconnaissance de l'obésité sévère comme une affection de longue durée a réduit sensiblement la gravité des complications chez les patients, en les détectant très tôt du fait du suivi coordonné et pluridisciplinaire. Des solutions digitales d'éducation thérapeutique sont intégrées systématiquement dans chaque plan personnalisé de soins des patients obèses.

Le remboursement à 100 % des soins médicaux et de réadaptation anti-obésité pour l'adulte comme pour les enfants a fortement augmenté l'adhésion à ce type de soins.

La contrepartie de ce droit au remboursement à 100 % est une forte implication du patient dans sa prise en charge, avec un accent mis sur son éducation et son adhésion à l'ensemble du plan personnalisé de soins contenu dans son contrat thérapeutique.

Un programme de recherche d'excellence internationale

Henri sait que la capacité d'un pays à innover est étroitement liée au dynamisme de sa recherche. Le Bavant a intégré dans son plan de 2010 la relance de sa recherche au niveau budgétaire.

En santé, le Bavant a instauré cinq grands programmes publics de recherche fondamentale et appliquée, correspondant aux cinq priorités nationales de santé publique.

Ces programmes sont financés en partie par l'État et pilotés par l'Institut national de la santé et de la recherche médicale (Inserm) du Bavant, en collaboration avec un réseau de centres hospitalo-universitaires et de centres ambulatoires hyperspécialisés sur l'obésité.

Concernant l'obésité, le Bavant a développé une filière de recherche dédiée à cette thématique dans les quatre dimensions de la recherche fondamentale, de la recherche translationnelle, de la recherche clinique et de la recherche en santé publique.

Avec tout cet arsenal de moyens et d'actions engagés contre l'obésité, Henri se dit que les Albaches sont en deuxième division dans la lutte contre l'obésité par rapport à la première division du Bavant et de quelques autres pays. À 62 ans, Henri a encore de longues années devant lui, mais pour que ces années soient qualitatives, il ne pourra rester aux Albaches que si une réforme d'ampleur comparable à celle du Bavant est réalisée rapidement.

III
Maintenir le capital santé de la génération des 25-50 ans

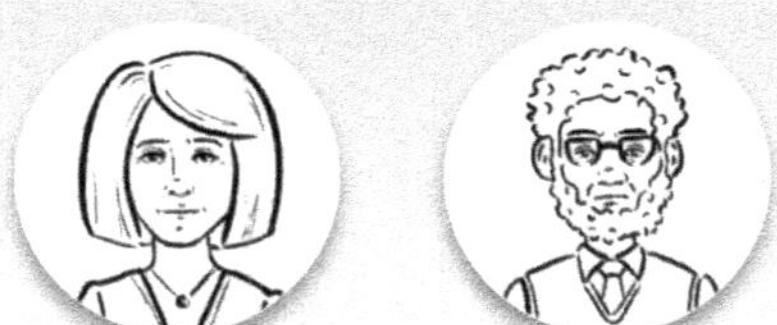

LÉONIE & JULIEN · ALBERTINI

40 ANS (1984) 42 ANS (1982)

9.
Le traumatisme de l'infertilité pour le couple Léonie et Julien

Léonie est la fille aînée de Ghislaine et Henri. Née en 1984, elle a commencé très tôt à travailler, dès son baccalauréat en poche.

Léonie a toujours été proche de ses parents. À partir de son adolescence, leur vie sédentaire, centrée sur leurs problèmes de santé, lui devient de plus en plus difficile à supporter. À l'âge de 20 ans, elle décide de quitter le foyer familial pour s'installer avec sa meilleure amie d'enfance qui, comme elle, a besoin de prendre son indépendance du foyer familial.

Elles se sont installées dans un studio dans l'est de la capitale, et ont rapidement trouvé un emploi de serveuse dans la restauration.

Léonie s'est vue proposer un poste de manager de salle, qui lui a permis d'améliorer sensiblement sa paie. Elle a changé plusieurs fois d'employeurs, d'abord dans la restauration puis dans le secteur de la distribution professionnelle d'équipements de salle de bains. Un de ses anciens directeurs dirigeait une chaîne dans ce secteur et lui a proposé de le rejoindre, ce qui a constitué une véritable opportunité pour elle.

Les deux amies ont vécu une vie de jeunes femmes modernes, libres et indépendantes. Elles sont parties plusieurs fois en vacances ensemble à la découverte d'autres continents, en Asie et en Amérique du Sud, en sac à dos et sans gros budget.

Au cours de leur dernier voyage dans le Sud-Est asiatique, Léonie a rencontré Julien, qui venait lui aussi des Albaches, mais du sud du pays. Ce fut le coup de foudre. De retour aux Albaches, le couple s'est rapidement installé ensemble.

Julien, qui adore les technologies numériques innovantes, travaillait depuis cinq ans dans une société de conseil en informatique. Après le cloud, il est maintenant pleinement engagé dans le conseil aux grandes entreprises pour développer l'usage de l'intelligence artificielle.

Dix ans plus tard, le couple est désormais bien installé au nord de la capitale, dans un trois-pièces en location.

Un intense désir d'enfant

Avant de rencontrer Julien, Léonie ne s'était jamais posé la question d'avoir un enfant. Sa rencontre avec Julien a changé la donne. Elle s'est projetée sur le long terme : les deux voulaient avoir un enfant.

Dans les années qui ont suivi son départ du domicile parental, Léonie a connu deux histoires sérieuses, et d'autres relations passagères. Comme elle le racontait à Julien, elle avait «*désactivé*» sa fertilité grâce à la contraception. Comme la plupart des femmes de son âge, elle pensait la «*réactiver*» en abandonnant la contraception, et espérait que tout irait bien.

Un an plus tard, Léonie n'est toujours pas enceinte. Son entourage la rassure, lui affirmant qu'elle a encore le temps. Elle en discute avec son médecin gynécologue, le docteur Nicod, qui lui conseille d'attendre encore quelques mois. «*À 30 ans et après dix ans de contraception, la fertilité ne se réactive pas juste quand on le décide*».

Au bout de dix-huit mois, le couple décide de consulter au service de biologie de la reproduction de l'hôpital du Nord de Villette. Le docteur Grunberg, gynécologue spécialisé dans l'assistance médicale à la procréation, les reçoit pendant presque une heure.

Une infertilité croissante à causes multiples

Après une série de questions sur la vie de Léonie et Julien, le docteur Grunberg leur expose les causes possibles des troubles de la fertilité.

Le premier facteur à considérer est l'âge de Léonie. À partir de 35 ans, le nombre et la qualité des ovocytes diminuent, entraînant une baisse nette de la fertilité. Cette tendance s'accentue chaque année par la suite – c'est la fameuse « horloge biologique ».

Le docteur Grunberg ne pense pas que ce soit la raison pour Léonie, car c'est vraiment après 37 ans que cette cause s'impose, et Léonie n'en a que 31. À l'échelle collective, leur dit-il, la prévalence croissante de l'infertilité aux Albaches, et dans l'ensemble des pays développés, est parallèle à la hausse constante de l'âge moyen de la mère à son premier enfant. Ainsi, l'âge moyen du premier bébé est passé de 27 ans en 1975 à 31 ans aujourd'hui, ce qui semble être la première cause d'infertilité.

Après l'âge, le docteur Grunberg évoque les causes biologiques. Dans 20 % des cas d'infertilité, les femmes souffrent d'un problème d'ovulation : absence, insuffisance ou altération de la qualité des ovocytes, dérèglement hormonal ou anomalie chromosomique.

Enfin, il évoque des possibilités de problèmes mécaniques de l'appareil génital. Les trompes de Fallope – qui relient chaque ovaire à l'utérus, lieu de circulation de l'ovule libéré par l'un des ovaires pendant le cycle menstruel, où se déroule la fécondation – peuvent être obstruées, empêchant le transfert de l'ovule vers l'utérus. L'utérus peut aussi être bouché, malformé ou absent.

Chez les hommes, le docteur Grunberg évoque deux causes principales connues. L'oligospermie, qui est une diminution du nombre et de la mobilité de spermatozoïdes, et l'oligo-asthéno-tératospermie, qui touche davantage la forme des gamètes mâles.

Face à cette multitude de causes possibles, largement ignorées par le couple, Léonie demande si l'établissement du diagnostic prend du temps et si des solutions existent.

Avant de répondre, le docteur Grunberg tient à préciser un élément qui est le plus angoissant pour Léonie : dans un cas sur cinq, la cause de l'infertilité des couples n'est pas identifiée. Les modes de vie peuvent être en cause : tabac, consommation excessive d'alcool mais aussi l'exposition à la pollution atmosphérique, aux métaux lourds et aux perturbateurs endocriniens. Des produits de la vie courante et de l'alimentation (pesticides, plastifiants) affectent la fertilité. Des causes génétiques existent aussi.

Le docteur Grunberg s'est voulu rassurant, mentionnant que leur désir d'enfant n'était pas remis en cause à ce stade. Leur situation était commune à un couple sur quatre aux Albaches, sans discrimination de classe sociale. Cependant, Léonie pense à la réaction de sa mère, Ghislaine, qui lui a raconté sa sidération lors de son diagnostic de diabète.

Elle se sent, subitement, sans possibilité d'agir face à un problème de santé qu'elle aurait probablement mieux appréhendé si elle avait disposé de davantage d'informations sur le sujet. Une femme ne devrait pas être informée à seulement 31 ans de tous ces risques d'infertilité, se dit-elle.

Un diagnostic vécu comme un deuil

Après une série d'examens biologiques et échographiques, le couple se rend à une consultation de bilan des examens en présence du docteur Grunberg et de son chef de service, le Pr Reignier. Ce dernier explique au couple que l'échographie abdominopelvienne a révélé la présence d'un fibrome utérin, qui peut être la cause des problèmes du couple, mais sans certitude.

Léonie blêmit. Est-ce un cancer grave, et le diagnostic est-il fiable ? La bonne nouvelle est que le fibrome est une affection bénigne sans gravité, dont le traitement est chirurgical. La mauvaise nouvelle est qu'une fois le fibrome opéré, le Pr Reignier ne peut garantir que le problème soit réglé, car d'autres causes peuvent être impliquées. Il propose au couple de réfléchir tranquillement avant de se décider à passer à une phase de traitement, et de reprendre contact avec le service dès leur décision prise.

Avant de quitter le cabinet de consultation, Léonie veut savoir si ce diagnostic signifie qu'elle n'a aucune chance d'avoir un enfant sans recourir à des remèdes médicaux et chirurgicaux. Le chef de service lui répond en toute transparence que ses chances d'avoir un enfant sont faibles, sans pour autant être nulles.

De retour à leur domicile et dans les semaines qui suivent, le couple passe par plusieurs sentiments, mais la nouvelle est vécue comme un vrai traumatisme, pour Léonie en particulier.

Après le choc de l'annonce, vient un sentiment de colère chez Léonie : « Pourquoi nous ? Qu'avons-nous fait pour mériter cela ? » Puis, au sentiment d'injustice se mêle un sentiment de culpabilité. Elle est persuadée que les dix ans de consommation de tabac et de contraception ont nourri son infertilité.

Julien veut la disculper en lui disant que le problème vient peut-être de lui, qu'ils ignorent les causes de leur infertilité. Elle n'a donc rien à se reprocher selon lui.

Léonie prend alors conscience que la maternité représente pour elle l'ultime expression de sa féminité, un choc pour sa propre estime. Heureusement, et contrairement à ce qui arrive parfois, le couple va rester soudé. On peut même dire qu'il va se renforcer pendant tout le marathon que représente le parcours de soins des traitements de l'infertilité.

Julien interviendra continuellement en soutien, estimant que tout doit être tenté mais que, quel que soit le résultat, son amour pour Léonie restera intact.

L'échec thérapeutique

Contrairement aux parcours de soins décrits pour les autres membres de la famille Grandet dans les Albaches, la prise en charge de Léonie est de bonne qualité. L'équipe du Pr Reignier se montre très compétente, avec une grande qualité d'écoute et d'attention. Le couple a le sentiment que tout l'arsenal médical permis par la science est disponible pour tenter de vaincre leur infertilité.

Après une succession de traitements médicaux et une intervention chirurgicale, le couple tente de nouveau d'avoir un enfant, sans succès. Aussi, la décision de réaliser une fécondation in vitro (FIV) est prise après un rendez-vous dédié à l'explication de cette technique.

La FIV est une fécondation extracorporelle. Il s'agit de reproduire au laboratoire ce qui se passe naturellement dans les trompes. Le service du Pr Reignier précise au couple que le taux de succès de cette technique est de l'ordre de 20 %, et que l'assurance publique des Albaches rembourse quatre tentatives. Sachant qu'une FIV coûte environ 4 000 euros, c'est un vrai effort de la nation contre l'infertilité.

Léonie et Julien s'entendent dès le début pour tenter au maximum deux fois la technique, ne voulant pas souffrir d'échecs répétés. La première FIV est une vraie course d'endurance pour Léonie, entre les rendez-vous, les traitements, son travail, son quotidien. Ce parcours durera trois ans au total. Finalement, le couple fera trois tentatives de FIV sans succès. L'équipe du Pr Reignier proposera une quatrième tentative mais le couple refusera, résigné. Ils feront le deuil de leur maternité et de leur paternité et décideront de vivre sans enfant, excluant l'adoption.

Le paradoxe de la lutte contre l'infertilité

La situation des Albaches dans la lutte contre l'infertilité est apparue très paradoxale à Léonie, qui a tenté de l'analyser dans sa globalité.

Le pays a été pionnier dans le domaine, avec la réalisation d'une des premières fécondations in vitro dans les années 1980. Avec 102 centres clinico-biologiques répartis dans tout le territoire pour réaliser les activités de fécondation in vitro, et autres techniques d'assistance médicale à la procréation, le pays possède des équipes médicales de pointe pour mener à bien l'ensemble des techniques.

En 2021, 27 000 enfants sont nés de ces techniques, soit moins de 4 % de l'ensemble des naissances. Avec plus de 160 000 tentatives d'assistance médicale à la procréation, l'activité a augmenté cette année-là de près de 7 %. De plus, le pays est généreux dans son financement avec un remboursement à 100 % de quatre tentatives de FIV, alors que dans beaucoup de pays, le patient doit débourser des sommes importantes.

Malgré tout, il manque des composantes essentielles pour que cette lutte contre l'infertilité y soit un succès, notamment une stratégie nationale de prévention et de recherche sur l'infertilité.

Comme souvent aux Albaches, une loi (la loi bioéthique du 2 août 2021) prévoit un plan national pour lutter contre l'infertilité, mais dans les faits, c'est très lent à se mettre en place.

Une fois encore, la prévention dès le plus jeune âge pour éduquer les jeunes et les sensibiliser sur les tenants et aboutissants de la vie sexuelle, des maladies transmissibles et des causes de l'infertilité fait défaut. Les trois séances annuelles d'éducation à la sexualité, prévues par la loi, sont loin d'être mises en place dans tous les collèges et lycées. Il n'existe pas non plus d'approche interministérielle permettant d'agir sur toutes les causes de l'infertilité, en particulier l'environnement.

Le système n'intervient que lorsqu'il est trop tard. Il n'évite pas les principaux coûts pour la collectivité, ni les souffrances pour les couples.

Les limites des techniques médicales, malgré les grands progrès réalisés en trente ans, butent sur la nature humaine.

La fréquence de l'infertilité masculine et féminine n'a cessé d'augmenter de façon inquiétante ces vingt dernières années aux Albaches. 3,3 millions de personnes y souffrent d'infertilité, pénalisant la capacité du pays à renouveler sa population. C'est d'autant plus inquiétant que la natalité, historiquement élevée, est en nette diminution, passant de plus de 800 000 naissances dans les années 2010 à 678 000 en 2023. Le taux de fécondité à 1,68 est encore élevé par rapport à d'autres pays, mais il ne cesse de baisser (2 en 2014).

Si ce grand fléau de santé publique ne concerne pas que les Albaches, le pays apparaît de plus en plus dépassé par la hausse des cas d'infertilité, qu'il n'arrive pas à maîtriser.

Les Albaches se sont efforcés de mettre à disposition de tous l'arsenal médical existant pour réparer ce trouble biologique. Face aux limites de la science pour guérir, le pays est en échec sur cette question de santé également.

La stratégie gagnante serait celle qui utiliserait les connaissances scientifiques autant pour la prévention que pour la guérison, tout en cherchant à améliorer les connaissances sur les deux versants.

Ce tour d'horizon de la situation des Albaches fait prendre conscience à Léonie que son cas est loin d'être isolé. À l'échelle du pays, c'est une menace pour la vitalité démographique à moyen terme. À l'échelle mondiale, c'est une menace pour l'espèce humaine, se dit-elle.

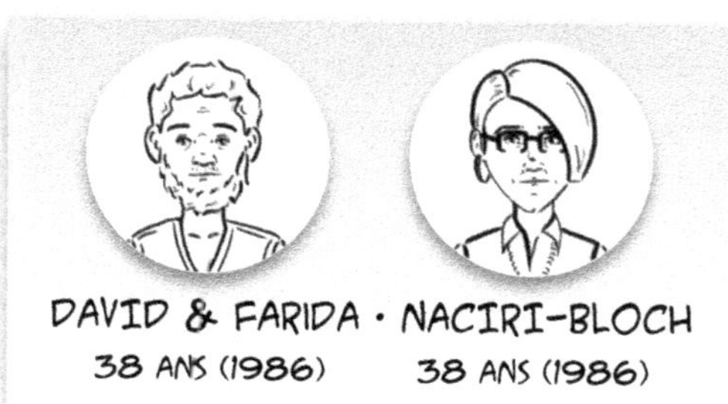
DAVID & FARIDA · NACIRI-BLOCH
38 ANS (1986)
38 ANS (1986)

10.
Les addictions de David et Farida

David est le fils cadet de Ghislaine et Henri. Petit frère de Léonie, il est né en 1986 à Villette. David a deux passions depuis son enfance : le sport et les voyages.

Sa première passion l'a conduit à en faire son métier. Il est aujourd'hui professeur d'éducation physique et sportive à Salary, dans le sud des Albaches, où il est installé depuis 2018. Sa deuxième passion l'a amené à voyager dans une centaine de pays dans le monde depuis sa jeunesse.

Pendant ses vacances, à partir de ses 16 ans, David est parti plusieurs semaines, en routard, découvrir une partie du globe. Grâce à des petits boulots de serveur dans les brasseries de Villette, il a eu la liberté de partir sans rien demander à ses parents.

Avec ces deux passions, David se sent un peu à part dans une famille dominée par un esprit casanier et sédentaire. Cependant, l'esprit de famille très fort chez les Grandet, incarné par Eugénie et Charles, l'a toujours emporté sur les différences de tempérament des uns et des autres.

David est resté proche de ses parents et de sa sœur, mais il a eu besoin de prendre ses distances pour vivre pleinement sa vie d'adulte. Il a pu d'autant plus facilement le faire qu'il s'est mis en couple avec Farida, une personnalité forte et indépendante, rencontrée lors d'un voyage au Maroc en 2017. Farida, fille de commerçants de Rabat, née comme David en 1986 et ayant grandi dans la vieille ville fortifiée de Rabat, la Médina, est aussi une globe-trotteuse.

Passionnée par les saveurs de la cuisine marocaine et la végétation luxuriante de la Médina, Farida voulait rester dans un secteur où elle pouvait retrouver ces saveurs. Après plusieurs expériences dans le secteur du parfum dans le sud des Albaches, elle a voulu créer sa propre entreprise de distribution de produits cosmétiques bio. Ayant constitué un réseau de producteurs et de vendeurs spécialisés, elle s'est sentie capable de pouvoir sélectionner les bons producteurs pour ses clients revendeurs.

La rencontre avec David lui a permis de se lancer. Le couple a décidé de s'installer à Salary, dans le sud des Albaches, à équidistance de Villette et de Rabat.

De la vie de nomade à la vie de famille

Le couple est très amoureux et les deux ont trouvé leur place dans leur vie professionnelle comme dans leur vie privée. Leur premier enfant, Bianca est née en 2018. Puis est venu Léo, en 2020.

Chaque année, la famille va passer des vacances en banlieue de Villette, chez les parents de David, et dans la Médina de Rabat. Si tout semble se passer au mieux pour David et Farida, ils souffrent tous les deux d'un manque d'évasion. Leur vie passée de nomades, consistant à changer en permanence de pays pour les vacances, et de ville pour habiter, a pris fin depuis leur installation à Salary et la naissance de leurs enfants.

Même s'ils n'ont plus 20 ans, ils se rendent compte que cela reste un manque, qu'ils pallient avec le tabac pour Farida et l'alcool pour David. Le couple est en bonne santé, mais ils prennent conscience que leur santé peut se dégrader s'ils ne gèrent pas leur problème d'addictions.

David a toujours été un consommateur régulier d'alcool. Il a besoin d'une consommation régulière, quasi quotidienne. Sans trop s'en rendre compte, ou plutôt sans vouloir le reconnaître, cette consommation s'est accrue depuis leur installation. Quant à Farida, elle fume depuis son adolescence. Elle a cessé le tabac pendant ses grossesses, mais a repris. Fumant presque un paquet par jour, elle sait qu'à presque 40 ans, elle met sa santé en danger.

Voilà donc le couple entré dans une démarche commune pour sortir de leurs addictions. Pour y parvenir, ils ont besoin d'aide du système de santé des Albaches. Cette envie est d'autant plus pressante pour

Farida, qu'à la veille de ses 40 ans, elle reste marquée par l'histoire de sa belle-mère, Ghislaine, diagnostiquée d'un diabète de type 2 à l'âge de 40 ans.

Le fléau du tabac

Dans sa recherche de solutions pour arrêter le tabac, Farida a le sentiment que le système reste toujours défaillant, même si une politique de lutte contre le tabac a conduit à modifier certains comportements.

Elle commence par se renseigner sur la situation du tabac dans les Albaches. Elle découvre avec étonnement que les Albaches sont un des pays avec la plus forte prévalence de fumeurs parmi les 38 pays les plus riches de la planète. Avec plus d'un quart de sa population des plus de 15 ans, soit plus de 13 millions de personnes, qui fument au quotidien, les Albaches se trouvent parmi les plus mal classés (34e sur 38).

Si les hommes ont tendance à moins fumer ces dernières années, le tabac a progressé chez les femmes. Le Covid a inversé la courbe du taux de fumeurs qui, au cours de ces dernières années, avait tendance à baisser.

Farida a remarqué au Maroc que le tabac est plus dévastateur dans les classes sociales défavorisées. Il en est de même aux Albaches, puisque le taux de fumeurs est de 17 % chez les personnes possédant un diplôme d'études supérieures, et 40 % chez celles sans diplôme. Sans compter qu'un chômeur sur deux fume, contre une personne sur quatre en activité. Le tabac est donc un marqueur social fort et une source d'inégalités sociales de santé.

La moitié des 38 pays riches ont un taux de fumeurs inférieur à 15 %, les autres pays étant majoritairement entre 15 % et 20 %. Le Bavant est à 15 %, comme la plupart des autres États limitrophes. Un vrai échec pour les Albaches.

Farida a la confirmation que le tabac est, de loin, le premier facteur de risque de morbidité et de mortalité prématurée : il est le premier facteur de risque de l'appareil circulatoire et du cancer, deux des principales causes de mortalité prématurée.

Un prix cher payé sur un plan collectif et individuel

Les Albaches paient cash ce haut niveau de tabagisme. Les Grandet l'ont subi sur le plan individuel avec Charles (sa BPCO et ses complications), et Ghislaine (le tabac augmente le risque de diabète). Avec un taux de fumeurs 40 % plus élevé que la moyenne des autres pays riches, un décès sur huit est attribué au tabac aux Albaches. Un fumeur sur deux meurt à cause de son tabagisme.

Au-delà de ce coût humain et des inégalités sociales qui la révoltent, Farida s'étonne que les Albaches ne fassent pas du tabac et des addictions une grande priorité de santé publique. Son coût économique est gigantesque, et donc les actions efficaces de lutte contre le tabagisme ont une forte rentabilité.

Le coût global du tabac, dit coût social, atteint le chiffre vertigineux selon Farida de 155 milliards d'euros par an aux Albaches. Finalement, le coût des soins – 17 milliards d'euros, soit 11 % du total – n'est que la face émergée de l'iceberg.

Farida fait un test auprès de David sur le coût du tabac dans les Albaches. Comme la plupart des Albachois, ce dernier pense qu'avec les taxes qui représentent 85 % du prix d'une cigarette, le tabac rapporte à l'État près de 14 milliards d'euros de recettes fiscales par an. Or, il n'en est rien. Au global, le tabac est un fléau économique d'envergure.

Une prévention collective aux effets modérés

Ce tableau sombre de la lutte contre le tabac ne découle pas d'une inaction nationale ces dernières décennies. Depuis qu'elle y est installée, Farida a connu plusieurs campagnes nationales de lutte contre le tabac.

Les campagnes de prévention se concentrent sur le financement des services et produits d'aide au sevrage, l'interdiction de publicité et de consommation dans certains lieux publics clos, et la neutralité des emballages. Cependant, les autorités ont la conviction que la seule arme efficace contre le tabac est le prix, avec une taxation extrême à 85 % du prix total d'un paquet. Ainsi, un paquet de cigarettes aux Albaches coûte fin 2023 plus de 11 €. Force est de constater qu'il existe une corrélation entre le prix et la consommation de tabac, mais celle-ci ne suffit pas pour changer la donne, contrairement à ce que les experts du pays aimeraient le penser. Plus le prix est cher, plus le trafic devient hélas rentable, ainsi que les voyages dans les pays frontaliers des Albaches, au prix du tabac plus faible. Farida, comme des millions de fumeurs, achète ainsi l'essentiel de ses cigarettes dans les pays limitrophes. Elle peut ramener 800 cigarettes en toute légalité, soit plus que sa consommation mensuelle. Un quart de la consommation intérieure aux Albaches est acheté à l'étranger par les particuliers.

Si chaque hausse de prix a un impact sur son pouvoir d'achat et lui rappelle que fumer a un coût évitable pour elle et sa famille, cela n'est pas suffisant pour la faire arrêter. La cigarette est vraiment une addiction et une habitude de vie pour elle depuis plus de vingt ans. Si elle souhaite arrêter, c'est à cause du risque croissant pour sa santé qu'elle doit intégrer en avançant avec l'âge. Elle a maintenant sa propre famille, qui a besoin d'elle.

Si la taxe sur le tabac se justifie pour financer les politiques de santé publique, pourquoi les Albaches ne se servent-ils pas de ces fonds pour développer des campagnes de prévention plus massives et efficaces ? Le dernier plan de lutte contre le tabac pour 2024 à 2027 ne risque pas de changer la donne. Outre une hausse de prix selon l'inflation, qui devrait amener le prix d'un paquet à 13 € en 2027, il est prévu une extension des zones d'interdiction du tabac à des lieux ouverts comme des parcs, jardins et abords des écoles.

Farida ne voit pas très bien comment ces règles seront appliquées et contrôlées, et s'il y aura vraiment des sanctions appliquées. Le plan n'en parle pas. Elle s'étonne de ne pas voir recommandé l'usage des cigarettes électroniques, reconnues par les autorités sanitaires d'autres pays comme étant plus de 90 % moins dangereuses que la cigarette, et un moyen de diminuer, voire arrêter sa consommation de tabac combustible.

Une prévention individuelle insuffisante

Farida a besoin d'un accompagnement personnalisé pour entrer dans une démarche sérieuse de cessation du tabac.

Elle décide d'en parler à son médecin généraliste de Salary, le docteur Housson, qui lui conseille les substituts nicotiniques, médicaments à base de nicotine utilisés pour soulager les symptômes liés au manque de l'arrêt du tabac. Farida lui explique qu'elle les a déjà essayés sous forme de patch cinq ans plus tôt, sans succès durable, à peine trois mois de rémission.

Le docteur Housson lui conseille alors de combiner le patch et une forme orale pour renforcer l'effet thérapeutique. Son assurance publique lui remboursera 65 % du coût du traitement et sa mutuelle se chargera probablement du reste. Farida bénéficie d'une mutuelle souscrite par Internet, dont elle ne connaît pas les garanties. Ce double financement lui paraît bien compliqué pour les sommes en jeu, et une source d'incertitudes inutiles.

Elle n'est pas convaincue de l'efficacité de cette approche médicamenteuse. Sa motivation pour s'arrêter est trop fragile. La cigarette fait tellement partie de ses habitudes de vie depuis des années qu'elle a besoin d'un accompagnement en amont pour trouver la force de conviction suffisante pour arrêter.

Elle décide d'appeler une ligne téléphonique nationale mise en place dans les années 1990. Après plusieurs tentatives, Farida est rappelée par une personne qui se présente comme tabacologue. Elle comprend dans la discussion qu'il est possible de travailler sur ce manque de motivation profonde. La tabacologue lui suggère de remplir une balance décisionnelle, qui doit la conduire vers un choix ferme d'arrêt à la date qu'elle aura choisie. Farida suit le processus sur Internet, mais sans succès. Lorsqu'elle demande une consultation physique avec un tabacologue, estimant que ce sera plus efficace, elle s'entend répondre que le délai est de six mois et que le centre de santé le plus proche se trouve dans la plus grande ville à 50 km de Salary. Elle ne donnera pas suite.

Le problème d'alcool de David

Un historique de consommation excessive

Jusqu'à présent, David n'a jamais voulu regarder en face son problème avec l'alcool. Probablement, car il ne l'a pas empêché de réaliser ses projets professionnels et personnels. Ce n'est qu'à l'approche de ses 40 ans qu'il prend conscience, fort de l'expérience de ses parents, des risques pour sa santé.

David a vécu jusqu'à ses 22 ans à Serris, dans le pavillon de ses parents. Il a commencé à boire de l'alcool au collège avec ses copains à la sortie des cours.

Sa première ivresse remonte à l'anniversaire d'un ami qui fêtait ses 16 ans. C'était aussi la veille des vacances scolaires de Noël. David se souvient avoir enfilé les bières en début de soirée, avant de passer à des mélanges d'alcools forts. N'ayant plus aucun souvenir de la soirée, on lui a raconté comment lui et d'autres amis durent s'occuper de lui pour qu'il dorme sur place, afin que ses parents ne s'inquiètent pas.

David n'est pas le premier à qui ça arrive, et ne sera pas le dernier. Par la suite, ce type de consommation excessive lui est arrivé assez régulièrement, même si l'intensité était variable. À côté de ces excès, David avait une consommation régulière d'alcool, notamment de bière, qui l'amenait à se rapprocher des personnes qui aimaient aussi boire régulièrement. Cela s'est poursuivi au lycée et à l'université.

Pourquoi se serait-il préoccupé de sa situation ? Elle ne l'a pas empêché de réussir assez brillamment ses examens. Il a eu mention bien à son baccalauréat littéraire et a terminé dans les dix premiers sa licence STAPS (Sciences et techniques des activités physiques et sportives). Lorsqu'il revenait chez ses parents, la consommation régulière d'alcool faisait partie du quotidien de tous, même s'il savait que la sienne était supérieure aux autres. Ses relations amoureuses étaient souvent issues d'un réseau de jeunes, rencontrés dans la vie nocturne.

Même si l'alcool ne lui semble pas avoir été un frein à son développement personnel, David sait qu'il a inconsciemment guidé une bonne partie de son existence. Même sa rencontre avec Farida probablement, lors d'une soirée en plein cœur de la Médina, où alcool et haschisch étaient présents à volonté jusqu'au matin.

David ne s'est jamais considéré comme un alcoolique. Il n'a jamais ressenti les symptômes de manque au point de devoir consommer de l'alcool le matin à son réveil, par exemple. Il vit dans un pays qui dispose de 750 000 hectares de vignes (11 % de la surface mondiale de vigne), dont la production et la consommation de vin font partie du patrimoine culturel. À Villette, foires aux vins, cavistes, supermarchés, cafés sont autant de lieux et d'occasion pour acheter de l'alcool, dont les prix n'ont quasiment pas augmenté depuis vingt ans en euros constants.

Si le vin est un produit quasi culturel aux Albaches, c'est aussi un tabou en politique. Si les politiques sont souvent velléitaires pour taxer le tabac, qui n'est pas produit dans le pays, pour l'alcool, c'est une autre affaire. Dans les discours comme dans les actes, c'est une omerta.

À l'approche de ses 40 ans, accompagné d'une femme et deux enfants, d'une lignée familiale très concernée par les maladies et leur impact sur la qualité de vie, David prend conscience qu'il doit agir pour sortir de cette dépendance, même si elle lui semble douce. Sans en parler à personne, même pas à Farida avec qui il n'a jamais vraiment eu de discussion sérieuse sur le sujet, il décide de se renseigner sur cette dépendance à l'alcool, ses conséquences et les moyens d'en sortir.

David est-il un cas atypique ?

Après avoir régulièrement diminué depuis trente ans, David constate que la consommation d'alcool a stagné aux Albaches depuis 2017. Elle est passée de plus de 25 litres équivalents d'alcool pur par habitant dans les années 1960 à une douzaine de litres aujourd'hui, soit moitié moins. Alors que la consommation de bières et de spiritueux est remarquablement stable depuis un demi-siècle, la consommation de vin a été divisée par trois (de 21 à 7 l).

Environ un quart des adultes albachois ont une consommation qui dépasse les préconisations des autorités sanitaires (dix verres standards par semaine, pas plus de deux verres par jour, au moins deux jours sans consommation dans une semaine). Si près de 14 % des adultes ne boivent jamais, 10 % des 18-75 ans boivent à eux seuls 58 % de l'alcool consommé.

À la recherche des explications sur son historique personnel, David découvre qu'il n'est pas si atypique qu'il le croyait. L'âge moyen de la première ivresse est de 15,2 ans aux Albaches.

La consommation régulière et massive dans le temps est plutôt l'affaire des séniors, et la consommation massive mais irrégulière, l'affaire des jeunes. David s'interroge : est-ce un problème sérieux de santé publique ?

Facteur de risque d'un florilège de pathologies graves

Même si David savait qu'une consommation excessive d'alcool engendrait des troubles sur la santé, la découverte des dommages réels l'a laissé sans voix.

La consommation d'alcool contribue de façon directe ou indirecte à 11 % des décès masculins et 4 % des décès féminins. C'est la deuxième cause de décès prématurés, ceux des individus de moins de 65 ans, avec 41 000 décès imputables à l'alcool. Les ravages de l'alcool touchent certes plus les hommes que les femmes, mais surtout les hommes jeunes.

David se doutait que le foie était la cible principale des effets toxiques de l'alcool : stéatose (accumulation de lipides dans le foie), hépatite alcoolique, cirrhose. Ce sont des pathologies mortelles : en cas de cirrhose ou d'hépatite alcoolique, la survie à 5 ans varie de 20 % à 60 %. Il a découvert dans une étude réalisée que parmi 2000 consommateurs excessifs hospitalisés, seulement 11 % d'entre eux avaient un foie normal.

Il se dit que ce n'est plus une affaire de loterie : les conséquences directes de l'alcool touchent la grande majorité des consommateurs à excès. Comme tout citoyen responsable, David a conscience de la toxicité de l'alcool, mais il voudrait comprendre ses effets réels.

Il découvre que l'alcool est classé cancérigène pour l'Homme par le Centre international de recherche contre le cancer depuis 1988. Environ 8 % de tous les nouveaux cas de cancer sont liés à l'alcool, et ce, quel que soit le niveau de consommation.

L'impact sur le cerveau a été analysé. À faible dose, l'alcool affecte des cibles très spécifiques. À forte dose, il entraîne un remodelage des connexions entre les neurones, qui permet au cerveau de s'adapter à cette consommation et d'en amoindrir les effets. Paradoxalement, ce mécanisme entraîne un appel à la consommation. Le phénomène menace particulièrement les adolescents, dont le cerveau continue de se développer jusqu'à l'âge de 25 ans.

David trouve une étude montrant que la consommation chronique d'alcool est associée à une altération des fibres nerveuses dans le tronc cérébral, et à une modification du «*système de récompense*». En perturbant le développement normal du cerveau, la consommation d'alcool peut augmenter durablement le risque de dépendance chez les jeunes. Il commence ainsi à comprendre le mécanisme qui l'a probablement conduit à une consommation chronique depuis son adolescence. Il n'est pas encore au bout de ses découvertes.

L'alcool a un effet sur les comportements qui dépend de la dose ingérée. Là aussi, pour David, c'est du vécu.

À faible dose, il a un effet stimulant qui s'accompagne d'une désinhibition : les tâches cognitives sont exécutées plus rapidement, et avec une sensation subjective de facilité, mais avec un taux d'erreurs accru. À forte dose, il a un effet sédatif et perturbe les fonctions motrices (perte d'équilibre, de la coordination des mouvements). Mais ce qui perturbe le plus David dans les effets nocifs de cette drogue, c'est son impact sur les troubles cognitifs, qui concerneraient au moins la moitié des patients présentant une consommation à risque, comme la sienne.

Ces troubles peuvent altérer la motivation, notamment celle à changer de comportements dans le cadre d'une prise en charge médicale, ou encore créer des difficultés d'apprentissage.

L'alcool augmente les risques de démence. David a lu une étude montrant que les gros consommateurs d'alcool avaient deux fois plus de risque de développer la maladie d'Alzheimer, et trois fois plus les démences précoces, avant 65 ans.

Pour finir de dresser ce qu'il considère comme un tableau noir mais réaliste, David constate que l'exposition prénatale à l'alcool peut avoir des effets dramatiques et permanents. L'explication est simple : l'éthanol franchit facilement la barrière placentaire et les concentrations retrouvées chez le fœtus sont supérieures à celles mesurées chez la mère, car le système fœtal d'élimination de l'alcool est peu développé.

Les conséquences d'une consommation d'alcool pendant la grossesse vont de troubles comportementaux mineurs à des anomalies sévères du développement, appelées syndrome d'alcoolisation fœtale. Près d'un enfant sur deux atteint de ce syndrome montre un retard mental, et la plupart ont des problèmes d'apprentissage, de mémoire, d'attention ou de comportement.

L'alcoolisation est la première cause de handicap non génétique aux Albaches. David reste sonné un long moment à la découverte d'une telle nocivité, de ce qui constitue pour lui une habitude de vie depuis son adolescence. Comment son pays peut-il en faire quasiment un mode de vie, presque un art de vie à l'albachoise ? Comment son pays peut-il laisser sa population dans une telle ignorance face à une telle dangerosité pour la santé publique, pas simplement sa santé ?

En tout cas, ses recherches l'ont amené à prendre une résolution ferme de sortir de sa dépendance, quoi qu'il en coûte. Il veut restreindre sa consommation uniquement à des moments occasionnels de loisir avec des amis.

La défaillance du système

Bien décidé à changer sa relation avec l'alcool, David n'en est pas encore au stade de discuter avec qui que ce soit de son entourage de sa dépendance, même pas avec Farida. Il réalise qu'il vit un peu dans le mensonge sur ce sujet. Il décide de consulter son médecin généraliste, le docteur Housson. Il a confiance en lui, il sait qu'il respectera le secret professionnel.

David lui raconte toute sa démarche : la prise de conscience de sa dépendance, sa recherche des mécanismes d'actions et de la réelle toxicité de cette drogue. Il déclare au docteur Housson être fermement décidé à changer son comportement envers l'alcool.

Le docteur Housson félicite David pour cette initiative solitaire et importante pour sa santé. Il lui demande pourquoi il ne lui en a jamais parlé avant, depuis ces quelque huit années de consultation dans son cabinet médical. David a envie de lui répondre qu'il ne l'a jamais vraiment interrogé sur d'éventuels problèmes d'addictions à l'alcool ou à d'autres drogues ! Mais il se contente de lui dire qu'il n'était pas prêt à en parler.

Le docteur Housson lui confirme que les Albaches ne sont vraiment pas un modèle sur cette question-là. La prévention collective y est bien trop faible. La stratégie de communication, laissant entendre que trois verres par jour d'abord puis deux ensuite permettent de respecter les normes officielles, et donc de ne pas se mettre en danger, est aberrante. Pourquoi existe-t-elle encore ? Pour le docteur Housson, les explications peuvent se trouver dans le poids des lobbies de l'alcool, la production de ce produit constituant un secteur économique important.

David trouve cette explication probablement juste mais un peu courte, car ce n'est pas le seul facteur de risque mal géré. Que peut lui proposer le docteur Housson ?

Il lui explique que l'arrêt de consommation d'alcool passe par une période de sevrage. David doit contrôler et prévenir les symptômes liés au manque d'alcool, mais aussi débuter une nouvelle vie sans alcool.

Arrêter de boire consiste à changer sa manière de vivre et souvent à modifier sa relation avec les autres. Comment faire, puisque David ne veut en informer aucun membre de son entourage ? Pas le choix, il le faudra pour que cela fonctionne. Le docteur Housson lui prescrit des vitamines B1 et B6 et un traitement par benzodiazépines pour prévenir le syndrome de sevrage, à prendre pendant une semaine. Si ça ne fonctionne pas, le médecin lui recommande de contacter une ligne téléphonique dédiée et de consulter un psychologue spécialisé en alcoologie.

Le médecin précise que des médicaments existent pour aider au maintien de l'abstinence, mais qu'ils ne seront probablement pas nécessaires, car ils sont destinés à des cas de consommation plus excessive que celle de David. Cette dernière phrase à la fois lui fait plaisir et l'interpelle : son cas n'est pas grave, mais a-t-il bien décrit son état de dépendance au docteur Housson ?

La semaine suivant la consultation, David se réjouit de cesser toute consommation d'alcool sans réelle difficulté. Une semaine plus tard, le couple reçoit des amis à dîner. David, ne voulant ni se démarquer, ni se justifier, consomme à nouveau de l'alcool.

Les jours suivants, David alterne des périodes de sevrage et de consommation. Deux mois plus tard, David doit se rendre à l'évidence : il a certainement diminué un peu sa consommation, mais il n'est pas sorti d'une consommation chronique. Son mode de vie, son entourage, son environnement professionnel, l'absence de campagne de lutte nationale offensive contre l'alcool – il fait face à trop d'obstacles pour vaincre cette dépendance. Sans le dire, il rejoint dans les pensées les autres membres de la famille Grandet, dans le clan des victimes du système de santé des Albaches.

11.
Un modèle de santé globale pour répondre aux besoins de santé des 25-50 ans au Bavant

La génération des 26-50 ans constitue 30 % de la population au Bavant en 2024, soit 20,5 millions de personnes. En 2050, elle représentera 29 % de la population, soit autour de 20 millions d'habitants.

Le vieillissement d'une population se traduit, entre autres, par une absence de croissance de la génération des jeunes adultes et par l'extension des pathologies chroniques. Le Bavant a instauré une politique de santé globale qui devrait remédier à ces tendances.

Les deux grandes causes de santé publique de la famille Grandet, l'infertilité et les addictions font partie de cette nouvelle politique.

L'infertilité : une approche globale de l'humain

Les Albaches connaissent un paradoxe : le pays maîtrise bien l'offre de soins pour mettre à disposition tout l'arsenal médical contre l'infertilité, mais il échoue à endiguer la hausse de sa prévalence. Il manque une jambe à cette approche pour qu'elle tienne debout : la stratégie préventive pour limiter le flux des nouvelles « victimes » de cette infertilité.

Les dirigeants du Bavant, eux, ont compris que la santé du XXIe siècle devenait un déterminant essentiel de la démographie, de la croissance économique, de l'égalité des chances pour la réussite de son développement personnel, de la cohésion sociale et de l'image du pays dans le monde. Cette approche a exigé toute une série de mesures que le pays a réussi à instaurer dans sa grande réforme de 2010.

Outre l'approche en amont du risque de l'infertilité, c'est aussi un investissement conséquent dans la recherche scientifique pour améliorer la compréhension à la fois des causes de l'infertilité, de leur mode d'action et des moyens thérapeutiques pour l'endiguer.

Une priorité nationale de santé publique

Lors de sa grande réforme de la santé des années 2010, le Bavant a fait de la lutte contre l'infertilité une des cinq priorités nationales de santé publique. Comme pour la lutte contre la surcharge pondérale, le Bavant a intégré des objectifs, un budget et un plan d'action à cinq ans dans les deux lois d'orientation et de programmation sanitaires votées ces dix dernières années. Le ministre délégué à la Santé publique a eu la charge de l'application de ce plan et de sa déclinaison dans tous les ministères impliqués, et dans chaque direction de santé publique des préfectures. Ce plan s'est également inscrit en parallèle d'une politique familiale revigorée pour faciliter la vie des jeunes parents.

Une prévention dès le plus jeune âge

Léonie constate que le Bavant a mis en place un plan de prévention contre l'infertilité au niveau individuel et collectif. Elle est frappée par le volet collectif, social et politique du plan. Plus que nulle autre pathologie, l'infertilité concerne potentiellement tous les citoyens et agit sans discrimination sociale.

Pour la prévention individuelle, elle passe largement par les professionnels de santé des soins primaires et des spécialistes de la reproduction. Au Bavant, un module dédié à l'infertilité des couples est intégré dans les deuxième et troisième cycles des études de médecine. Un enseignement dédié existe dans la plupart des diplômes d'études spécialisés et dans la formation continue des professionnels médicaux et paramédicaux.

Que ce soit pour les adolescents et les jeunes adultes, une consultation longue sur « *la santé reproductive et la fertilité* » est accessible sur demande des personnes. Chaque citoyen, au travers de son espace santé numérique, appelé MonEspaceSanté, dispose des informations concernant ces consultations. Les campagnes de communication collectives y sont relayées.

Le Bavant a instauré une grande campagne d'éducation et d'information, ciblée sur plusieurs groupes de la population. La santé scolaire a été renforcée depuis la réforme. Un enseignement complémentaire sur la santé reproductive est délivré tout au long du parcours scolaire (collège, lycée), à partir d'un module évolutif avec l'âge des enfants, de trois fois une heure par an.

Pour toucher un maximum d'adolescents, l'Agence nationale de Santé publique a investi les réseaux sociaux, et a fait appel à des influenceurs pour atteindre les adolescents, en utilisant un contenu adapté à leurs pratiques et à leur langage. Un programme dédié aux *fake news* et des forums, modérés par l'agence visant à donner un espace de parole pour toutes les questions que se posent les adolescents, ont aussi été mis en place. Un numéro vert dédié aux jeunes adolescents et aux jeunes adultes a été mis en place, en collaboration avec un réseau associatif.

Une campagne d'information et d'éducation du grand public a aussi été conçue dans tous les relais pertinents pour véhiculer les principaux messages sur l'infertilité et ses causes. Dans le portail internet d'information et d'éducation à la santé piloté par l'Agence nationale de Santé publique, une campagne dédiée à l'infertilité est en page d'accueil du site, comme chacune des campagnes portant sur les cinq priorités de la stratégie nationale de santé publique. Cette campagne est relayée deux fois par an par une campagne grand public dans les médias, et au cours d'une journée nationale dédiée au sujet.

Cette journée nationale comporte de nombreux débats, des déplacements de professionnels de santé formés spécifiquement à la prévention dans les établissements scolaires, les universités et les entreprises, où la santé au travail, largement renforcée depuis la réforme, relaie la campagne en l'adaptant au contexte des ressources humaines et de la structure de l'entreprise.

Les associations de patients, en lien avec les adolescents et les jeunes adultes, sont aussi des diffuseurs importants de la campagne.

Le Bavant informe sur les causes de l'infertilité et les moyens de la réduire mais aussi sur les résultats techniques de l'assistance médicale à la procréation, afin que les limites de son efficacité soient connues. Les professionnels de la biologie de la reproduction ont d'autant moins de difficultés à gérer les désillusions de ces techniques que le public sera informé à l'avance de leurs limites.

Enfin, chaque femme reçoit au cours de son année de 32 ans une information très pédagogique dans son espace santé numérique sur l'horloge biologique qui induit une baisse de la fertilité à partir de 35 ans.

Un parcours de soins plus diversifié

Comme dans les Albaches, le Bavant assure l'accès pour tous aux interventions de lutte contre l'infertilité, mais va un peu plus loin pour améliorer le taux de succès.

Avec plus d'une centaine de centres clinico-biologiques spécialisés sur l'assistance médicale à la procréation et un remboursement de l'essentiel des traitements médicaux, allant jusqu'à quatre tentatives de fécondation in vitro, chaque couple peut avoir accès au panel existant des techniques médicales.

Pour les couples souffrant de difficultés à avoir des enfants, le Bavant s'est lancé dans la détermination des causes de l'infertilité, avec un objectif de les identifier dans 90 % des cas contre 70 % avant la réforme.

Une des causes de l'infertilité masculine est liée à une anomalie de la spermatogenèse, qui nécessite un diagnostic génétique par séquençage génomique. Ces diagnostics génétiques sont aussi indispensables pour nombre de cas d'infertilité féminine. Ce n'est pas négligeable, sachant qu'en moyenne, l'infertilité est liée à la femme dans 40 % des cas, dans 30 % à l'homme et dans 30 % aux deux.

Une des nouveautés du système de santé du Bavant est l'existence d'une Commission mixte nationale de l'innovation, composée de représentants de l'assurance publique de santé, des professionnels de santé et des usagers, qui se réunit sous un format de conférence de consensus pour décider d'intégrer dans la Nomenclature tous les actes diagnostiques et thérapeutiques scientifiquement reconnus. Ainsi, à partir du moment où un acte n'est pas inscrit dans la nomenclature des actes (ici de biologie médicale), il n'est pas remboursé par l'assurance publique. Ce processus de gestion dynamique du panier d'actes inscrits dans la nomenclature permet son actualisation régulière et le remboursement des innovations.

Ce que les Albaches considèrent comme un coût supplémentaire, le Bavant en fait une source d'efficience, car les innovations améliorent la qualité de la prise en charge et son efficacité.

Le Bavant a aussi labellisé des centres d'analyses médicales en ville pour le diagnostic de l'infertilité, notamment le diagnostic génétique, pour étendre le réseau de laboratoires au-delà des hôpitaux spécialisés. Ainsi, le Bavant met à disposition des couples infertiles la plupart des actes de biologie médicale, notamment pour le dépistage génétique, permettant le diagnostic d'un grand nombre de cas inexpliqués d'infertilité.

Ce progrès est à mettre en lien avec l'approche plus holistique de la personne dans la lutte contre l'infertilité. L'individu n'est pas vu comme une machine à produire des ovules, mais comme un ensemble harmonieux. Une prise en charge globale est réalisée avec l'intervention de personnes qualifiées comme des psychologues, des nutritionnistes, des addictologues et d'autres professionnels pour prendre en compte le bien-être général de l'individu.

Des avancées propres au Bavant

Mais le Bavant va plus loin. Il autorise le diagnostic génétique préimplantatoire des aneuploïdes, technique utilisée pour analyser le nombre de chromosomes présents dans les embryons FIV.

Comme dans les Albaches, plus de 220 000 embryons sont stockés au Bavant. Mais en moyenne, on sait que 40 % de ces embryons sont défaillants pour induire une grossesse. Pour les femmes de plus de 40 ans, ce chiffre monte même à 60 %, expliquant en partie que la grande majorité des FIV échouent. Le Bavant estime qu'il s'agit d'une vraie violence infligée aux femmes, que le diagnostic génétique préimplantatoire permet d'amoindrir.

Sur le plan financier, ces analyses génétiques sur les embryons stockés ont un coût pour le Bavant, mais ce coût est compensé par les moindres dépenses réalisées dans des FIV à échec.

Le Bavant a aussi systématisé la consultation préconceptionnelle, remboursée à 100 % par l'assurance santé publique, qui permet de diagnostiquer précocement toute anomalie gynécologique telle que le fibrome de l'utérus ou l'endométriose.

Le Bavant permet aussi l'autoconservation des gamètes, de 29 à 37 ans chez la femme et de 29 à 45 ans chez l'homme.

L'autoconservation des ovocytes est en forte croissance au Bavant chez les femmes célibataires, qui à la trentaine, veulent se laisser un maximum de chances d'avoir un enfant un peu plus tard, seule ou en couple sans trop de pression sociale pour « *trouver l'âme sœur* ».

Aujourd'hui aux Albaches, près de 7 % des 90 000 applications numériques en santé sont consacrées à la fertilité et à la grossesse des femmes. Il existe un vrai risque de piètre fiabilité et de sécurisation de données très personnelles sur nombre d'entre elles. La Haute Autorité de Santé du Bavant met à disposition une liste d'applications numériques fiables et sécurisées. Certaines sont gratuites et d'autres sont payantes. Les femmes peuvent utiliser leur compte personnel de prévention pour les financer. La fertilité numérique est devenue un énorme marché, dont les économistes estiment la taille à 50 milliards d'euros en 2025 dans le monde.

Enfin, l'usage de l'intelligence artificielle a été généralisé au Bavant dans la médecine de la reproduction. Elle est utilisée dans un large éventail de procédures cliniques de FIV, dont la détermination du taux de réussite des cycles de fécondation in vitro. Un traitement d'images haute résolution a été développé au Bavant pour interpréter et analyser la qualité des embryons. L'intelligence artificielle apporte une valeur ajoutée dans la gestion de gros volumes de données de traitements, de tests, d'équipements et de consommables utilisés dans divers services.

Un des cinq pôles d'excellence en recherche dédié à l'infertilité

Chaque priorité de santé publique intégrée dans la loi d'orientation et de programmation sanitaire dispose d'un pôle de recherche dédié, avec un rayonnement international. Les fonds, les équipes, les programmes de recherche sont nationaux et internationaux. Le recul de l'âge de la maternité, les facteurs sociétaux et environnementaux sont des préoccupations communes à la plupart des pays développés.

Le Bavant est à l'initiative d'une coalition de pays dans un programme de recherche sur les causes de l'infertilité et les traitements. Les efforts du Bavant portent aussi bien sur la recherche fondamentale que sur la recherche clinique. Des programmes concernent les origines développementales de la fertilité, la compréhension des origines génétiques de certaines pathologies répandues comme l'endométriose, l'insuffisance ovarienne prématurée, la gonadotoxicité des traitements utilisés dans et hors les champs des cancers.

Un programme hospitalier de recherche clinique est dédié à l'infertilité. Il est étendu à plusieurs grands hôpitaux universitaires et à des cliniques à travers le pays. Des études précliniques et cliniques sur les procédures de restauration de la fertilité ont été financées au sein de ce programme.

Pour finir, le Bavant a investi massivement dans la lutte contre l'infertilité, et a étendu sa législation pour se donner un maximum de chances de succès, car les deux sont nécessaires pour réussir. Le pays juge que cet investissement sera largement rentabilisé s'il conduit à stabiliser son taux de fécondité qui n'a cessé de baisser ces dernières années, à réduire la souffrance des couples grâce à la baisse de l'échec des thérapies proposées, et à libérer un peu plus les femmes de la pression de l'« horloge biologique ».

12.
La prise en charge des problèmes d'addiction au Bavant

Depuis sa grande réforme de 2010, le Bavant a basculé vers un modèle de santé globale. Parmi les priorités de santé publique figure la lutte contre les addictions.

À partir de leur propre situation, Farida et David vont tenter de comprendre les solutions utilisées par le Bavant, respectivement dans la lutte contre le tabac et l'alcool.

Les sources du succès de la lutte contre le tabac

La stratégie globale de lutte contre le tabac repose sur un objectif clair et fixé depuis 2015 : sortir les jeunes générations du tabac combustible à l'horizon 2030. Pour cela, le Bavant a défini deux objectifs intermédiaires : maximiser l'arrêt du tabac des fumeurs actuels, et réduire au maximum le flux des nouveaux fumeurs de tabac combustible.

La politique antitabac du Bavant a permis de baisser de dix points la prévalence des fumeurs depuis 2015 (de 25 % à 15 % de la population des plus de 15 ans).

Une aide massive au sevrage tabagique

Le tabac est une drogue qui contient une substance addictive, la nicotine. Farida en sait quelque chose : même avec une personnalité déterminée et forte comme la sienne, l'arrêt du tabac, après vingt ans de consommation, est une gageure.

Cet arrêt est profitable quel que soit l'âge, même si le risque de décès par cancer du poumon chute surtout quand l'arrêt intervient tôt. Il est également positif pour les risques d'infarctus du myocarde, de mortalité coronaire et du diabète. Face à cet impact sur des maladies coûteuses et mortelles, le Bavant n'a pas hésité à investir massivement dans l'aide au sevrage.

Les substituts nicotiniques sont remboursés à 100 % par l'assurance publique. Ils peuvent être prescrits par les médecins, les infirmiers, les pharmaciens, les sages-femmes et les dentistes. Les médecins généralistes et les équipes de soins, qui composent les cabinets médicaux et centres de santé, sont fortement impliqués dans la lutte contre le tabac. Le financement, par capitation, de la prévention en soins primaires est centré sur les cinq priorités de santé publique dont fait partie la lutte contre les addictions.

Les médecins spécialistes, directement concernés par les pathologies attribuables au tabac (pneumologues, cardiologues, oncologues), intègrent l'arrêt du tabac dans leurs consultations. Autrement dit, le docteur Housson, dans le système du Bavant, aurait fait de l'arrêt du tabac de Farida une de ses responsabilités et aurait suivi son parcours de soins jusqu'à son terme, même s'il avait intégré un tabacologue. Son budget de capitation aurait été ajusté selon le résultat.

La lutte antitabac est pilotée par le ministère de la Santé, dont la direction de santé publique, qui travaille en lien étroit avec les autres ministères concernés. Le suivi s'appuie sur un recueil de données agrégées au niveau local puis national, dont la périodicité est trimestrielle ou annuelle selon les indicateurs.

L'aide massive au sevrage est une priorité pour tous les professionnels de santé, qu'ils soient en milieu scolaire, universitaire, du travail ou du soin. Le compte personnel de prévention propose des services supplémentaires à ceux proposés par les professionnels de santé, souvent basés sur les nouvelles technologies.

Des applications numériques utilisant l'intelligence artificielle pour aider à l'arrêt du tabac sont intégrées dans l'offre finançable par le compte personnel de prévention. Inspirées des thérapies comportementales et cognitives, certaines applications donnent la possibilité de se connecter avec d'anciens fumeurs certifiés, experts en addictologie, dans un espace anonyme et confidentiel.

Le réseau des centres de prévention et de prédiction, qui jalonne les territoires de santé du Bavant, propose des programmes d'arrêt du tabac, relayés par les professionnels de santé.

Les entreprises et les collectivités territoriales sont des acteurs majeurs de la lutte contre le tabac. L'interdiction de fumer dans les lieux publics a été étendue en 2015 à tous les espaces fermés et les lieux de travail, y compris les cafés, les transports publics et les véhicules utilitaires utilisés par plus d'une personne. Les sanctions vont de 300 € pour le contrevenant à 3 000 € pour le responsable du site sur lequel l'infraction a été commise. Le contrôle du respect de la législation dans les lieux publics repose sur un corps d'inspecteurs de la santé et de l'environnement à vocation généraliste. Les contrôles sont nombreux.

Des campagnes nationales d'incitation à l'arrêt du tabac ont lieu plusieurs fois par an. Elles sont pilotées par l'agence nationale de santé publique et relayées sur le plan local par les directions de santé publique de la préfecture de département. Elles sont accompagnées de distribution massive de kits d'arrêt du tabac par les professionnels de santé et sur demande par Internet. Les centres de prévention et de prédiction de chaque territoire de santé sont des relais importants de ces campagnes.

Les nouvelles générations sans tabac combustible

La meilleure des préventions est néanmoins celle qui permet de ne pas entrer dans la consommation de produit toxique. Elle consiste en une éducation à la santé régulière, dès le plus jeune âge et tout au long de la vie, afin de limiter au maximum les consommations.

Si des mesures se retrouvent dans la plupart des pays, dont les interdictions de fumer, la hausse du prix du tabac et les campagnes d'information, le Bavant a pris un axe novateur de réduction des risques plutôt que d'interdiction stricto sensu.

Réduire le risque plutôt que le supprimer peut paraître moins ambitieux avec le tabac, mais c'est surtout plus réaliste et plus efficace, notamment quand le pays est au cœur d'un continent où les citoyens peuvent facilement acheter leur tabac dans les pays limitrophes.

Grâce aux nouvelles technologies et à l'arrivée de la cigarette électronique, le Bavant vise à éradiquer la cigarette, produit du tabac combustible, chez les nouvelles générations. La vente est déjà interdite chez les personnes mineures, avec des sanctions allant jusqu'à 5 000 € si un buraliste contrevient à cette règle.

Farida sait bien qu'une partie conséquente de la bataille se joue avant vingt ans, âge où quatre fumeurs sur cinq ont commencé à fumer. C'est le cas de la plupart des personnes de son entourage, qui fument toujours en 2024. Le Bavant n'a pas encore pris la décision d'élever progressivement l'âge légal de vente des cigarettes, au-delà des 18 ans, pour sortir les jeunes de la cigarette. Il veut d'abord tester l'efficacité des mesures préventives de sa politique. Cependant, cette hausse devrait suivre dans les années à venir.

La cigarette électronique remplacerait progressivement le tabac combustible, en étant reconnue comme une aide au sevrage tabagique. Les objectifs sont d'aider les fumeurs à arrêter le tabac, et de réduire les risques pour la santé liés au tabac.

Contrairement aux Albaches, qui n'ont pas intégré la cigarette électronique dans leur politique antitabac, le Bavant l'a fait sur la base d'études démontrant une réduction des risques de toxicité de plus de 90 %. Le Bavant a même lancé un site internet d'information sur le sevrage tabagique à l'aide de la cigarette électronique, mentionnant les bienfaits et le manque de recul sur les risques à long terme. Le but est bien d'arrêter de fumer, à l'aide du vapotage, et non de démarrer le vapotage. Ce site est intégré dans les espaces numériques santé des fumeurs, qui reçoivent régulièrement des pop-ups pour les inciter à arrêter.

Face aux campagnes de désinformation multiples sur les réseaux sociaux, et au lobbying des industriels, le ministère de la Santé a compilé et centralisé toutes les informations fiables et fondées scientifiquement sur les méfaits du tabac combustible et sur la cigarette électronique. Cette source d'information crédible et centralisée sert de référence pour toutes les institutions impliquées dans la lutte contre le tabac :

les services de santé des étudiants, la santé au travail, les collectivités territoriales…

L'objectif « *Un Bavant sans fumée en 2030* » (sans tabac combustible), fixé par le gouvernement, sera atteint à ce rythme. Le taux de tabagisme passera sous les 10 % en 2026.

Cette politique pragmatique et ambitieuse du Bavant séduit Farida, qui a elle-même expérimenté la cigarette électronique. Elle fume toujours des cigarettes, mais elle sent bien que la solution, pour elle, sera ce substitut à la cigarette. Elle se voit trop dépendante au geste de fumer pour arrêter sans intermédiaire. Elle se dit que si les êtres humains ne perdront pas tous leurs vices, autant réduire au maximum leur nocivité sur leur santé.

Les origines du succès de la lutte contre l'alcool

David sait que le Bavant a institué depuis les années 2010 une nouvelle politique de santé centrée sur une approche populationnelle et le maintien en bonne santé de la population. Il sait aussi que la lutte contre les addictions est une des cinq priorités de santé publique du pays. Cette lutte est au centre de toutes les campagnes de prévention menées à tous les âges de la vie, que ce soit dans le milieu scolaire, universitaire, du travail ou pour les personnes en retraite. Ce qui l'intéresse est de savoir ce qui changerait pour lui, s'il déménageait ou était soigné au Bavant, pour l'aider à sortir de sa dépendance à l'alcool.

Une information accessible

En faisant ses propres recherches sur la nocivité de l'alcool, David s'est lui-même étonné de l'impact de ces données sur sa prise de conscience de la dangerosité de cette drogue.

Au Bavant, un site internet dédié au lien entre alcool et santé procure une information exhaustive sur les mécanismes d'action de l'alcool, les maladies, le diagnostic de la dépendance, les facteurs de risque et les traitements efficaces. Il fournit de nombreuses informations déterminantes.

Le diagnostic de dépendance repose sur des critères bien définis, fixés par des instances internationales de santé mentale. Un questionnaire (AUDIT) permet de dépister les consommations à risque, nocives et sources de dépendance. En y répondant, David réalise qu'il fait clairement partie de la population à risque. Il n'en est pas surpris, mais au moins, cette base scientifique lui évite de se bercer d'illusions.

Il apprend que la dépendance peut se manifester par l'apparition de problèmes personnels, interpersonnels, des signes physiques, de perte de contrôle de la consommation qui devient compulsive ou encore d'une envie irrépressible de consommer (appelée *craving*). Il se retrouve dans plusieurs de ces symptômes. L'information sur les facteurs de risque l'intéresse, car il comprend mieux d'où vient son problème.

La vulnérabilité individuelle à la dépendance trouve son origine dans plusieurs facteurs : génétiques, comportementaux et environnementaux. David ne sait pas s'il porte les gènes associés à une augmentation du risque (par exemple, le gène ALDH2). En revanche, il sait que son environnement familial et social dans sa jeunesse coche les cases de la consommation à risque. On lui a fait goûter de l'alcool pendant son enfance au cours des fêtes familiales, ce qui a facilité l'initiation de la consommation à l'adolescence. Aujourd'hui, nous savons qu'un début de consommation vers 11-12 ans multiplie par dix le risque de développer une dépendance à l'adolescence, par rapport à un démarrage vers 18 ans. À l'inverse, l'environnement peut être vecteur de facteurs de protection, à un niveau collectif, familial ou individuel.

Si David vivait au Bavant, il aurait pu, à partir de son espace numérique en santé (MonEspaceSanté), avoir accès à cette information en quelques clics. Il aurait même eu accès au coût social de l'alcool pour le pays.

Une approche de dépistage précoce et de réduction du risque

La prise en charge de l'alcoolisme aux Albaches survient en bout de chaîne, lorsque la personne est vraiment en souffrance, avec des comorbidités déjà exprimées.

Le Bavant a une approche très différente. Sa stratégie est fondée sur un repérage précoce des consommateurs à risque, et sur une diminution du risque de développer une alcoolodépendance. Ce repérage peut se faire dans de multiples lieux accessibles à toute la population : santé scolaire, centre de santé pour étudiants, centres de prévention et de prédiction, cabinets médicaux et paramédicaux.

Pour l'alcool comme pour le tabac, un individu peut demander un entretien motivationnel avec un professionnel de santé qualifié, remboursé à 100 % par l'assurance publique. Avant de passer à la phase « *action* », il permet l'accompagnement de l'individu dans les étapes précédentes, afin de le libérer de son ambivalence et renforcer sa décision d'arrêter sa consommation.

Le compte personnel de prévention de chaque citoyen peut aussi être un levier pour financer des applications numériques, très utiles pour mieux évaluer sa consommation, et accompagner psychologiquement une prise en charge. L'approche est la moins culpabilisante possible, et ne vise pas à l'abstinence totale, horizon souvent décourageant, et exclu pour des consommateurs réguliers. Le Bavant considère que les rechutes font partie de la trajectoire de soins de la majorité des patients. La moitié des patients rechute dans l'année qui suit une phase initiale de traitement.

Une aide médicale personnalisée

Le délai d'attente pour un rendez-vous chez un psychologue spécialiste des addictions est de l'ordre de deux semaines au Bavant. Dans la stratégie nationale de santé, l'accompagment de chaque consommateur à risque est un objectif clé. 50 % le sont aujourd'hui. David constate que les buveurs à risque de tomber dans la dépendance sont considérés comme aussi prioritaires que ceux qui ont déjà développé des maladies liées à l'alcool.

La prise en charge de la dépendance intègre toutes les composantes de la maladie et ses comorbidités. Une évaluation de l'ensemble des conduites addictives, y compris les addictions comportementales, est réalisée chez tous les patients.

David comprend que son caractère anxieux et le fond dépressif qui existe dans sa famille font partie du tableau clinique général. L'approche globale et interdisciplinaire de la maladie est une des clés de la réussite de la prise en charge de la dépendance au Bavant.

David est intrigué par le remboursement à 100 % des médicaments indiqués pour maintenir l'abstinence et lutter contre les recherches. Alors que l'assurance santé du Bavant fait participer les patients par l'intermédiaire d'un ticket modérateur de 30 % pour les dépenses de médicaments (sauf pour les patients avec affection de longue durée, les patients à faibles moyens, les femmes enceintes), cette priorité de santé publique fait partie des exonérations du ticket modérateur.

Un programme de recherche ambitieux

Comme pour les quatre autres priorités de santé publique sélectionnées, le Bavant a conçu un programme de recherche ambitieux sur la lutte contre les addictions, dont l'alcool.

David s'intéresse à la science et se demande quels sont les champs de la connaissance à explorer pour améliorer la prise en charge à l'avenir de la dépendance à l'alcool.

Le premier est l'exploration des mécanismes cérébraux associés à la dépendance. Le Bavant évalue plusieurs molécules qui pourraient agir sur des neurotransmissions, ou sur «*l'axe du stress*», dont l'activité augmente pendant le sevrage, provoquant la rechute.

Le deuxième axe est de mieux comprendre les facteurs impliqués dans la vulnérabilité individuelle de la dépendance, à travers des études génétiques.

Le troisième axe concerne l'étude du microbiote intestinal, dont le rôle semble important sur la vulnérabilité à l'alcool. Un lien entre sa composition et le risque de dépendance semble exister, notamment via l'anxiété/dépression et l'envie forte de boire.

Enfin, le Bavant veut être une terre d'innovation sur les prédictions de l'efficacité des traitements, en fonction de facteurs génétiques et épigénétiques. Des signaux chimiques, présents sur l'ADN, contrôlent l'expression des gènes et peuvent être modifiés par différents facteurs dont l'alcool.

À l'issue de ce tour d'horizon de la politique de lutte contre la dépendance à l'alcool au Bavant, David est convaincu de ses bienfaits pour la population concernée. Sachant que Farida a elle-même étudié la politique antitabac du Bavant, il décide de sortir de son silence sur sa dépendance à l'alcool. C'est ainsi que Farida et David commencent à longuement discuter sur leur vécu de la dépendance à une drogue, leur envie d'en sortir pour éviter de vivre durablement avec des incapacités, comme ils l'ont connu chez leurs parents. Au terme de leur conversation, Farida émet l'idée de déménager au Bavant.

IV
Construire un capital santé solide pour la génération des moins de 25 ans

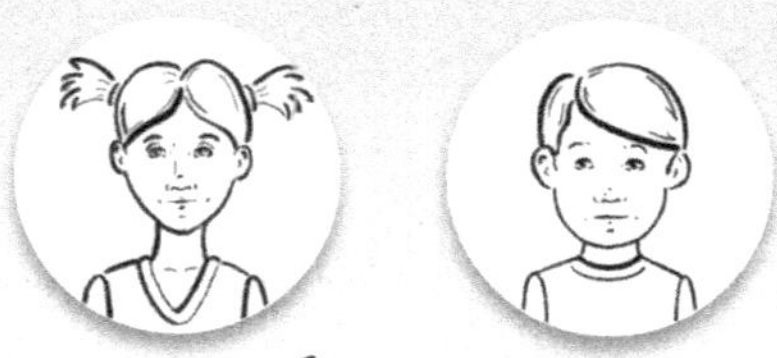

BIANCA & LÉO · NACIRI-BLOCH

6 ANS (2018) 4 ANS (2020)

13.
Bianca et Léo, leur petite enfance et leurs troubles du développement

Chez les Grandet, depuis trois générations, les couples ont au plus deux enfants, et chaque génération compte un couple sans enfant. Chaque naissance est un véritable évènement et l'enfant prend une place immense dans le cœur d'Eugénie et Charles, même s'ils ne peuvent plus s'en occuper seuls.

David et Farida ont deux superbes enfants qui leur apportent beaucoup de bonheur. Ils font la fierté et la joie de leurs parents et de leurs grands-parents.

Mais si tout semble aller pour le mieux pour la famille, le quotidien est en réalité compliqué. Avec des activités professionnelles très prenantes, David et Farida ressentent un poids croissant sur leurs épaules. En écoutant Farida, les trois premières années ont été à la fois merveilleuses, mais difficiles à gérer, entre les problèmes multiples de crèches et l'apprentissage de l'éducation des enfants. David et Farida comptaient sur la scolarisation de leurs enfants pour les soulager un peu. Mais le couple va se heurter aux failles du système de santé des Albaches.

Un système de santé dysfonctionnel dès la petite enfance

Farida a donné naissance à ses deux enfants à la maternité la plus proche de Salary. Les deux bébés sont nés légèrement prématurés, Bianca à 34 semaines et Léo à 33 semaines.

Les deux accouchements se sont bien passés, ainsi que les premiers jours. Les deux enfants sont nés avec des poids un peu inférieurs à la moyenne. Le couple a été satisfait de la qualité du service et du professionnalisme du personnel. Farida a été suivie par le même gynécologue-obstétricien pour ses deux grossesses. Elle s'est aussi informée au service de protection maternelle et infantile (PMI) de Salary. Sa mère, venue de Rabat pour les deux naissances, est restée un mois pour aider sa fille à acquérir les bons gestes.

Malgré toute l'information acquise à la PMI avant la naissance de Bianca, le couple n'a pas une vision très claire des rôles des différents acteurs de la santé de l'enfant aux Albaches, à commencer par celui du médecin généraliste et du pédiatre. David a donc choisi son médecin généraliste, le docteur Housson, afin de réaliser les examens obligatoires de suivi médical. Le docteur Housson s'est ainsi rendu à leur domicile pour réaliser l'examen de la première semaine.

L'instinct maternel de Farida lui a fait sentir que le docteur Housson n'était pas à l'aise lors de ce premier examen médical. Elle lui a tout de suite demandé s'il y avait un problème, ce qu'il a réfuté, mais à partir de cet instant, le doute l'a habitée. Elle s'en est ouverte à sa mère, qui lui a répondu que toutes les mères sont hyperanxieuses après la naissance du premier enfant et qu'elle ne devait pas s'inquiéter.

Lors du deuxième examen médical réalisé au cabinet du docteur Housson, celui-ci leur a annoncé qu'il avait contacté son confrère pédiatre, le docteur Silvio Lanzatoni, pour prendre la suite du suivi médical de Bianca. Il a tout fait pour rassurer Farida de ce changement, qu'il justifiait du fait que Bianca était née prématurée, avec un poids en dessous de la moyenne. Il estimait qu'un médecin spécialiste de la petite enfance assurerait un meilleur suivi.

Pour convaincre Farida, le docteur Housson a précisé que les Albaches avaient une pénurie croissante de médecins pédiatres de ville et que c'était une chance pour eux d'en avoir un pour Bianca. Il a précisé avoir dû insister auprès de son confrère car ce dernier, projetant de partir en retraite d'ici deux ou trois ans, prend peu de nouveaux patients.

Une nouvelle fois, Farida demande s'il a vu un problème médical sur Bianca. Elle précise qu'en cas de problème, elle veut le connaître. Il lui répond en toute franchise que « tout va bien à ce stade, mais Bianca présente des facteurs de risque de troubles du neurodéveloppement, dont je ne suis pas un spécialiste ».

De retour à la maison avec sa mère, Farida est sous le choc. Elle a senti dès le début que le docteur Housson était mal à l'aise. Elle passe les jours qui suivent à se renseigner sur ces troubles. L'infirmière puéricultrice de la PMI, qu'elle connait bien, la rassure : un facteur de risque ne signifie pas une maladie ou un handicap.

Le premier rendez-vous chez le docteur Lanzatoni est rassurant. Farida sent tout de suite une grande assurance chez ce pédiatre, qui exerce en libéral depuis trente-cinq ans dans le même cabinet médical à Salary. Les sept autres examens médicaux de la première année de l'enfant n'ont rien révélé d'anormal selon les critères de développement de référence.

Farida est assez frustrée d'utiliser un carnet de santé en papier, peu pratique, que le pédiatre remplit assez rapidement. N'est-il pas possible d'utiliser un moyen numérique pour que ce soit plus interactif pour elle ? Le docteur Lanzatoni la regarde en souriant. « Madame, le jour où le système de santé des Albaches sera numérisé, je serai depuis longtemps à la retraite, j'aurai probablement rejoint mes aïeux ».

Farida est de nouveau enceinte et va accoucher quelques mois plus tard de Léo.

Léo a le même profil que Bianca : prématuré et d'un poids inférieur à la moyenne. Le docteur Lanzatoni le prend en charge et met Farida dans une grande confiance. Il commence également à la préparer à son départ en retraite, ce qui est clairement un gros point d'anxiété pour elle. D'autant plus qu'il ne trouve pas de successeur intéressé pour reprendre son cabinet.

Le docteur Lanzatoni lui explique que près de la moitié de ses confrères et consœurs ont plus de 60 ans, et sa profession est parmi les plus mal rémunérées des professions médicales. Cela lui semble ubuesque, tant la réputation du docteur Lanzatoni est excellente à Salary. Les Albaches ne considèrent-ils pas la santé de nos enfants comme primordiale, exigeant une forte reconnaissance des professionnels dédiés ? Le médecin lui explique que le système de santé des Albaches est devenu un tel enfer de bureaucratie et de contrôle technocratique que les jeunes n'osent pas s'installer, en tout cas, pas au début de leur carrière. Le fait qu'il soit le dernier pédiatre de ville à Salary rebute aussi les jeunes, qui redoutent la pression des parents. Après son départ, il ne restera plus que le service de la PMI et l'hôpital pour prendre soin des bébés.

Les premiers symptômes à la crèche

Farida a cessé son activité professionnelle pendant presque deux ans et demi pour s'occuper à temps plein de ses deux enfants. Elle a confié sa société de cosmétique bio à son associée, mais il faut qu'elle reprenne car, sans elle, le développement de l'activité est à l'arrêt. Elle a réussi à obtenir deux places à la crèche municipale de Salary pour la rentrée de septembre 2020. Malgré la crise Covid, elle espère bien pouvoir reprendre sa vie professionnelle.

Les premières semaines se passent plutôt bien, même si la séparation avec ses enfants est difficile. Farida les dépose le matin, et David assure la sortie de la crèche.

Sensibilisée aux facteurs de risque dont lui ont parlé le docteur Housson et le docteur Lanzatoni, elle trouve que Bianca a du retard dans son langage par rapport aux enfants de son âge. Elle en discute un matin avec une infirmière puéricultrice de la crèche, qui lui parle plutôt de Léo qu'elle trouve agité. Étonnée de sa réponse, elle lui demande conseil : que faut-il faire pour son fils ? « Rien, mais je préfère vous prévenir que ce n'est pas toujours facile pour nous », lui répondit l'infirmière. Farida cherche à comprendre le message de l'infirmière et se sent un peu culpabilisée.

Le personnel étant en sous-effectif chronique, l'infirmière puéricultrice lui avoue qu'ils ont beaucoup de mal à prendre le temps nécessaire avec chaque enfant. Son métier n'a pas été revalorisé dans ses missions depuis 1983, et elle doit souvent effectuer le travail de deux personnes. En bref, Farida comprend que le problème de langage de Bianca n'est pas un problème pour eux puisque Bianca est très calme, d'autant plus qu'elle comprend moins bien que les autres enfants. En revanche, l'agitation de Léo est plus problématique, retentissant sur l'ambiance générale. Farida en parle à la directrice de la crèche, sans résultat notoire. De toute façon, le couple n'a pas d'autres possibilités que la crèche, les gardes privées s'avérant plus coûteuses. Les enfants y resteront jusqu'à leur entrée en petite section de maternelle. Le docteur Lanzatoni a pris sa retraite en 2021, comme prévu sans successeur. Les enfants sont suivis un peu par le docteur Housson, et un peu par les professionnels de la PMI.

Farida ne comprend pas bien le rôle officiel des uns et des autres. Elle comprend en revanche que c'est le système D ! Le parcours de la santé de l'enfant n'étant pas piloté à l'échelle territoriale, elle doit se débrouiller. Certes, le carnet de santé, dont les vaccinations, est à jour et ne révèle rien de vraiment problématique, mais Farida sent bien, suivant son instinct maternel, que ses enfants ne se développent pas normalement. Elle attend beaucoup de l'entrée de ses enfants en maternelle et du soutien de la santé scolaire.

Une santé scolaire en déshérence

Bianca entre à la maternelle l'année de ses trois ans, à Salary. L'école se trouve à deux cents mètres de l'appartement de la famille. Léo restera encore un an à la crèche.

Les horaires n'étant pas les mêmes, le couple doit s'organiser encore plus finement pour les allées et venues, mais peu importe : Farida est impatiente de cette nouvelle étape pour Bianca.

La première semaine s'avérera vraiment compliquée pour Bianca comme pour Farida. Léo est, lui aussi, perturbé de ne plus avoir sa sœur à la crèche, tout changement nécessitant un temps d'adaptation.

Le premier incident dans cette année scolaire se matérialise par les otites aiguës à répétition de Bianca. En l'absence de pédiatre, avec le docteur Housson de plus en plus débordé et aucune autre structure pour assurer la permanence des soins, la famille se retrouve plusieurs fois aux urgences hospitalières à attendre des heures dans un couloir avec Bianca en pleurs. Les soignants de l'hôpital font de leur mieux, mais rien ne va dans cette prise en charge. Les soignants sont sous tension et ne peuvent guère faire mieux. Le couple aurait voulu discuter avec un médecin spécialiste de la santé de l'enfant, concernant les facteurs de risque, mais impossible dans ces conditions.

Pendant les vacances de la Toussaint, la famille se rend chez les grands-parents à Priac. La discussion arrive sur la santé des enfants et l'incompréhension de Farida et David devant le suivi des enfants. Farida interroge Ghislaine, sa belle-mère : que doit-elle attendre de la santé scolaire à l'école de Bianca ? Ghislaine éclate d'un rire forcé avant d'expliquer qu'il ne faut pas attendre grand-chose du « service de promotion de la santé en faveur des élèves ». Il s'agit d'un service moribond, avec un personnel très insuffisant pour répondre aux besoins de prévention et promotion de la santé des enfants. Dans un pays où les établissements de santé sont débordés avec une pénurie de personnel, que peut-on attendre de la santé scolaire, où le personnel y est encore moins bien rémunéré ?

De retour à Salary, Farida demande un entretien avec le médecin scolaire de l'école de Bianca. Elle est reçue par l'infirmière de l'école, le médecin ne venant qu'une fois par mois, car il supervise plus de 13 000 élèves, ce qui est dans la moyenne nationale. Farida lui explique le cas de Bianca, lui montre le carnet scolaire et demande que sa fille ait un bilan médical complet par le médecin scolaire. En effet, elle souhaite vérifier si ce qu'elle craint être un handicap dans le développement de sa fille et son apprentissage à l'école est un problème de santé ou simplement un retard sans conséquence durable.

L'infirmière, un peu déboussolée, lui explique que moins de 10 % des élèves de maternelle à Salary bénéficient d'un bilan médical dans l'établissement. Elle lui recommande de faire ce bilan à l'extérieur, en ville ou à l'hôpital. L'infirmière ne semble pas pouvoir répondre à la demande d'examen spécifique pour Bianca alors même que Farida pense que sa fille a un problème, sans doute un trouble du neurodéveloppement, comme l'a suggéré son médecin, qui impacte son fonctionnement adaptatif scolaire et social.

Elle se remémore la discussion en famille et la réaction de Ghislaine. Elle n'insiste pas, sachant que cette infirmière est autant victime du système qu'elle. Les mois passent, Farida voit que Bianca fournit des efforts démesurés pour apprendre à lire et à prononcer certains mots.

L'année suivante, c'est au tour de Léo d'entrer en maternelle de la même école. Farida est rodée et n'en attend pas autre chose qu'un enseignement de la meilleure qualité possible. Cependant, connaissant le caractère de Léo, son impulsivité et ses problèmes d'attention, comment tout cela va-t-il se passer ?

Six mois plus tard, la situation devient de plus en plus difficile pour Léo, au point que l'école se demande si elle va pouvoir le garder. Farida décide de se lancer dans la recherche d'un pédopsychiatre, quoi qu'il en coûte. Une de ses amies lui confie qu'elle a déjà fait la démarche mais qu'elle n'a trouvé aucun rendez-vous à moins d'un an dans le département.

Peu importe la région, Farida mobilise tout son réseau et recherche sur Internet. Elle finit par obtenir un rendez-vous à trois heures de route chez le docteur Lowenstein, pédopsychiatre exerçant dans un centre hospitalo-universitaire, et en privé.

Pour disposer d'un rendez-vous rapide, Farida consulte dans son activité privée du CHU. Cela va lui coûter cher, mais elle n'en peut plus. Elle supplie le docteur Lowenstein d'accepter de voir ses deux enfants, quitte à lui régler deux consultations. Et c'est ainsi qu'un mercredi matin, Farida, David et les enfants partent à 5 heures du matin pour la consultation.

Dans un premier temps, le médecin demande à analyser les deux carnets de santé. Puis, il reçoit ensemble toute la famille pour écouter son histoire depuis la naissance des deux enfants. Ensuite, il s'entretient avec Bianca puis Léo, en compagnie de Farida, David restant avec l'autre enfant dans la salle d'attente. Chaque consultation dure environ 45 min.

Le docteur Lowenstein passe en revue les facteurs de risque, les signes d'appel, réalise un examen clinique détaillé de chaque enfant et recherche des signes d'alerte des troubles du neurodéveloppement, selon une grille pour les enfants de moins de 7 ans. À l'issue des deux consultations, le docteur Lowenstein demande à Farida de venir dans son bureau, David restant avec les deux enfants.

Il commence par la rassurer: ses enfants ne souffrent pas de maladies graves, et même pas de maladie proprement dite. En revanche, ils souffrent chacun, très probablement, d'un trouble du développement appelé trouble du neurodéveloppement, dont le diagnostic reste à confirmer. Il en observe de plus en plus depuis dix ans.

Bianca souffre probablement de dyslexie, c'est-à-dire un trouble du langage écrit, qui correspond à des difficultés d'apprentissage de la lecture. Cela pourrait lui poser des difficultés scolaires et perturber son comportement. Le docteur Lowenstein reste prudent malgré sa grande expérience, car il faut réaliser un bilan orthophonique et attendre les 7-8 ans pour confirmer le diagnostic. Quant à Léo, le docteur Lowenstein est plus affirmatif: il souffre d'un trouble de déficit de l'attention avec hyperactivité (TDAH), défini par un déficit attentionnel, une hyperactivité motrice et une impulsivité.

Malgré ces deux nouvelles lourdes de sens, Farida sort soulagée du bureau du médecin. Elle peut enfin mettre des mots sur ce qu'elle vit et pressent depuis des années. Enfin, elle va pouvoir commencer à mettre en place une prise en charge adaptée à la situation de ses enfants.

David vit la nouvelle beaucoup plus négativement, n'étant manifestement pas préparé à ce qu'on lui dise que ses deux enfants souffrent d'un handicap. Ce à quoi Farida lui répond qu'il vaut mieux vivre dans la vérité que dans l'illusion !

Néanmoins, le docteur Lowenstein ne lui cache pas que si elle n'a pas trouvé de pédopsychiatre disponible dans sa région, le parcours de soins adapté à ses enfants, aussi bien à l'école qu'à l'extérieur, va être un parcours d'obstacles. Lui ne peut pas prendre en charge ses enfants compte tenu de son agenda déjà surchargé. Toutefois, il lui propose de lui envoyer de la documentation et précise qu'il répondra à sa demande, en cas d'urgence, en lui remettant son numéro de portable.

Le docteur Lowenstein propose à Farida de se battre et de piloter elle-même le parcours de soins des enfants en essayant de comprendre les sous-jacents de ces troubles. Ils ont 4 ans et 6 ans, et probablement au moins dix ans de galère à traverser pour tenter de leur donner toutes les chances pour ne pas souffrir d'un retard de développement.

Comme pour la lutte contre les addictions, le réflexe de Farida et David va être de regarder si le Bavant offre une meilleure prise en charge.

14. La santé des plus jeunes, priorité de santé publique au Bavant

« La jeunesse est l'avenir d'un pays » : c'est un lieu commun ! Cette jeunesse devrait donc être au cœur des priorités.

La santé de l'enfant au cœur des priorités de santé publique

David et Farida connaissent l'essentiel du nouveau système de santé du Bavant, ils vont donc droit au but pour analyser la prise en charge de la santé de l'enfant. Ils constatent que la santé de l'enfant fait partie des cinq grandes priorités de santé publique. 100 000 enfants par an souffriraient d'un des troubles du neurodéveloppement (soit 15 %), celui dont souffre Léo serait le plus fréquent (environ 5 % des enfants) au Bavant. Farida découvre avec stupeur que deux millions de personnes au Bavant souffriraient également de ce trouble, dont beaucoup d'adultes.

Agir sur la complémentarité de l'offre et la coordination des parcours

Les missions des professionnels de la santé de l'enfant ont été redistribuées. Le pédiatre de ville joue un rôle de recours et d'expertise pour les autres professionnels de santé, en particulier pour le médecin généraliste. Il assure le suivi de certaines maladies chroniques. En fonction de sa formation, il peut aussi exercer une surspécialité pour une partie de son activité. Son rôle de premier recours est recentré sur les enfants avec des besoins particuliers, ou présentant des facteurs de risques, pour lequel il joue un rôle de coordination des soins. L'étape du docteur Housson aurait donc été évitée puisque ses deux enfants remplissaient les conditions du recours direct au pédiatre !

Au Bavant, le médecin généraliste possède une formation initiale à la santé de l'enfant, plus complète qu'aux Albaches. Il est le premier recours pour les enfants non indiqués pour le pédiatre et assure le pilotage du parcours de soins de l'enfant, codifié dans le code de santé publique avec les vingt examens médicaux et les consultations dentaires.

La place étendue du personnel paramédical est une autre clé de la réussite de la prise en charge. Les infirmières puéricultrices en PMI ont vu leurs missions réévaluées en 2015. Elles exercent dans les PMI, mais aussi en ville pour réaliser un certain nombre de tâches bien délimitées, en complément des médecins et en étroite collaboration avec eux. Les sages-femmes, qui prennent en charge les femmes pendant toute leur grossesse, sont les intervenantes privilégiées pour la période de 0 à 28 jours pour le bébé, tout en accompagnant le retour à domicile des mères et les soins des premiers jours.

Des professionnels de ville reconnus et dotés de ressources adaptées

Comme pour les autres professionnels de santé, Farida et David savent que la grande majorité des professionnels de santé exercent au sein d'un service public territorial de santé, quels que soient leur statut et leur mode d'exercice. En projetant l'organisation du Bavant chez eux, Salary ferait partie d'un des deux territoires de santé du département, couvrant une population d'environ 200 000 habitants. Ce territoire serait piloté par une organisation pluripartite dont le rôle serait d'appliquer le projet territorial de santé, et de régler chaque problème concret des citoyens, comme l'accès à un médecin.

Toutefois, pourquoi le Bavant ne pâtit-il pas des pénuries de professionnels de santé, dont les médecins, alors que la démographie professionnelle est proche de celle des Albaches ?

Il s'avère que les professionnels diplômés sont plus nombreux au contact de la population à exercer leur métier de soignants. Concernant les médecins de ville, Farida constate ainsi que chaque médecin dispose en moyenne de cinq ressources humaines équivalent temps plein contre moins d'un aux Albaches. Cette ressource se compose d'infirmières et d'assistantes médicales, employées comme salariées ou exerçant en libéral. Farida est frappée par la cohabitation apaisée et stimulante des statuts.

De la fonction publique exclusive à l'exercice libéral exclusif, en passant par le salariat dans le secteur privé ou l'exercice mixte, le système a fait le choix de la liberté dans le mode d'exercice. Il a aussi favorisé la collaboration entre tous les professionnels. Une infirmière puéricultrice peut exercer à temps partiel comme salariée d'une PMI, qui est un service départemental, et à temps partiel comme libérale en ville ou comme salariée d'un médecin libéral ou d'une maison de santé.

Au Bavant, quand on parle de cabinet de groupe, c'est avant tout un espace interdisciplinaire, contrairement aux Albaches où il ne s'agit que d'un regroupement de médecins. Cela permet mécaniquement d'améliorer la couverture du territoire par les médecins. Les statuts variables illustrent l'autonomie laissée au personnel paramédical qui travaille en collaboration avec le médecin, qui reste le responsable en cas d'erreurs médicales.

Farida compare ensuite la rémunération des professionnels de santé entre les deux pays. Elle constate d'abord une plus forte homogénéité entre les spécialités : un pédiatre ou un médecin généraliste de ville y gagnent en moyenne quatre fois le salaire moyen du pays, contre deux fois aux Albaches.

Alors que les conditions de rémunération étaient proches avant 2010 entre les deux pays, la transformation des missions et de l'organisation territoriale s'est accompagnée d'une forte revalorisation au cours des dix dernières années au Bavant. Il en est de même pour les professions paramédicales. Pour les libéraux, les rémunérations sont diversifiées entre le paiement à l'acte pour les soins courants, les forfaits de coordination et une part de capitation pour les actes de prévention.

Chaque professionnel a une responsabilité populationnelle et préventive : avoir des milliers d'enfants dont le carnet de santé n'est pas à jour est aujourd'hui inconcevable au Bavant. Le diagnostic territorial des besoins de santé, réalisé annuellement par la direction de la santé publique de la préfecture, permet d'évaluer ce type d'indicateur. Cette gouvernance territoriale aurait permis à Farida de demander au docteur Housson et à la PMI de lui trouver une solution à la suite du départ du docteur Lanzatoni. Ce dernier ne serait pas parti sans avoir organisé la bonne continuité des soins de toute sa patientèle, comme sa mission de service public l'aurait exigé.

Quant aux urgences non vitales, elles sont organisées au niveau du territoire. Les otites à répétition de Bianca auraient été prises en charge par une maison médicale de garde à moins de 30 min de leur habitation.

Numérique et IA généralisés

L'usage généralisé des nouvelles technologies, qui est la règle dans le Bavant depuis 2015, aurait probablement aussi changé la vie de Farida. Le papier est conservé pour la population sans accès au numérique, mais la norme est le tout numérique, qui permet de stocker les données de santé et de les communiquer aux professionnels qui y sont autorisés.

Farida a toujours ressenti beaucoup de gêne à son incapacité à bien interpréter les données du carnet de santé de ses enfants. Dans le Bavant, chaque enfant, disposant de facteurs de risque, bénéficie de l'usage de l'intelligence artificielle pour tenter de repérer le plus tôt possible un trouble dans le développement, à partir des données médicales de suivi.

Une santé scolaire intégrée dans le parcours

La santé scolaire est peu reconnue et même pas enseignée dans les facultés de médecine des Albaches. L'approche cloisonnée y limite l'efficacité de la santé en faveur des élèves, conduisant à un réel désenchantement de la profession de médecin et infirmière scolaire.

Au Bavant, le système de santé est intégré. Toutes les composantes de la santé publique, dont la santé scolaire et la santé au travail, dépendent du ministère de la Santé. Les médecins scolaires sont reconnus par les universités de médecine qui les forment, leur donnant une visibilité plus forte dans le monde médical. Ils travaillent ainsi en étroite collaboration avec les autres professionnels de ville, pour la prise en charge des élèves en souffrance, comme Bianca et Léo.

Leurs missions sont de nature éducative et de dépistage des problèmes de santé physique et mentale des élèves. Ces missions sont remplies avec l'aide des infirmiers en santé scolaire, qui interviennent en collaboration avec les médecins aussi bien sur le dépistage que sur l'adaptation au système éducatif.

La densité de médecins et d'infirmiers par élève en milieu scolaire est quasiment le double de celle des Albaches, avec un médecin pour 7 000 élèves et un infirmier pour 800 élèves. Ainsi, chaque élève a au moins un bilan médical dans les trois années de maternelle, avec une concentration sur la première année et un suivi des enfants dépistés (enfants dys, enfants avec TDAH ou hyperactifs, enfants avec pathologie nécessitant une adaptation scolaire) sur les années suivantes.

La politique du handicap est partie prenante de la gestion de la santé de l'enfant

La politique du handicap a une dimension nationale, car l'État du Bavant décide de la stratégie nationale, des objectifs à atteindre mais il a confié aux départements sa mise en place. Chaque département dispose donc d'une plateforme internet recensant toute l'offre disponible en matière d'établissements spécialisés à tout âge de la vie, dont évidemment pour les enfants souffrant de troubles du neurodéveloppement.

C'est un élément important pour Farida, qui se demande comment elle va gérer les difficultés d'inclusion scolaire de Léo, dont le maintien en maternelle pose déjà question six mois après le début de la première année. Elle comprend que le système a voulu jouer sur la complémentarité entre le système de soins proprement dit, piloté dans le territoire de santé, et la gestion des questions sociales et d'inclusion scolaire, pilotée par le département.

Après leurs recherches sur le système de santé du Bavant concernant leurs propres besoins et ceux de leurs enfants, Farida et David décident de partir en voyage tous les deux pour réfléchir sereinement sur la question de quitter ou pas les Albaches.

Farida connaît l'attachement de son conjoint et de toute sa belle-famille pour ce pays, elle ne veut donc pas brusquer la décision. Pour elle, les choses sont plus faciles car elle n'a pas ses racines aux Albaches. Connaissant les problèmes de santé qui traversent les quatre générations des Grandet et l'incapacité du système à y répondre, elle a bon espoir de convaincre David qu'il est temps de partir.

V
Des principes de la transformation réussie du système de santé du Bavant

15.
Le défi à relever

Les quatre générations de la famille Grandet sont aujourd'hui confrontées aux conséquences du déclin du système de santé des Albaches. Brigitte, Thierry, Ghislaine et Henri, la deuxième génération, ont probablement le plus d'expérience en la matière. Ils sont témoins des difficultés des plus de 75 ans avec leurs parents, des plus de 50 ans par leur propre situation, des 25-50 ans avec David et Léonie, et de la jeune génération avec Bianca et Léo.

Sera-t-il possible d'être soigné dans de bonnes conditions demain et d'avoir une bonne qualité de vie pour chaque génération demain aux Albaches ? Lors d'un week-end familial à Muret, les deux couples se demandent comment être utiles pour permettre à leur pays d'être réformé avec succès.

Ghislaine a une idée : « Puisque nous avons tous mené notre enquête pour savoir comment le Bavant gérait nos problèmes respectifs de santé, nous pourrions tenter de recoller toutes les pièces du puzzle pour expliquer ce système et proposer de l'adopter. »

« D'accord, mais à qui veux-tu l'expliquer ? » demande Thierry.

« Eh bien, à ceux qui dirigent notre pays, et au premier d'entre eux : le président de la République ! Constituons le puzzle du système de santé idéal pour notre pays, celui que le Bavant a réussi à mettre en place, puis transmettons-le, accompagné d'une lettre, à notre président. »

Un mois plus tard, la famille a relevé le défi de reconstituer le système de santé à implanter aux Albaches à partir de l'expérience du Bavant. Ils ont structuré les idées autour de cinq axes, chacun ayant travaillé sur le thème qui lui était le plus familier.

16.
Une santé globale pour bien vivre

Pour Thierry, le Bavant a fait sa première révolution en rendant possible l'accès à la connaissance en santé pour tous par la raison, i. e. des faits démontrés scientifiquement enseignés à toute la population.

Sachant que le savoir est la ressource indispensable pour adopter les bons comportements, le Bavant s'est efforcé d'étendre la connaissance en santé à sa population en permettant à ses concitoyens d'être plus autonomes dans la gestion de leur santé.

La connaissance n'étant pas une baguette magique, il ajoute qu'elle fait partie d'une véritable bascule du système curatif vers un système de santé globale, qui considère à la même échelle le soin et la prévention des maladies et accidents. Au-delà de l'éducation à la santé, il est persuadé que la clé est de rendre les citoyens actifs dans la gestion de leur santé.

Thierry est aussi admiratif de la vision stratégique de long terme de l'État du Bavant en santé. La capacité des institutions publiques et privées du pays à investir massivement dans des infrastructures dédiées au maintien en bonne santé de la population l'impressionne.

Il parle d'un changement culturel réalisé au Bavant : considérer la santé avant tout comme un investissement dans le futur pour le pays, et non pas exclusivement des dépenses de soins et le fardeau des maladies. Il résume son propos par une phrase : « Les Albaches doivent passer de l'accès aux soins pour tous à l'accès à la santé pour tous, car la bonne santé est source de bonheur, d'égalité, de liberté et de prospérité économique. »

Le Bavant a aussi changé le centre de gravité pour la gestion de son système de santé en partant des besoins de santé de la population et non plus de l'offre de soins. Cette approche a permis de mieux répondre aux inégalités sociales et territoriales de santé, et d'évaluer l'évolution de la performance du système sur la santé de la population. Elle a aussi participé au changement de culture des soignants et des usagers vers une santé populationnelle et préventive – ce que Thierry appelle la santé globale – et pas seulement individuelle et curative.

Enfin, le Bavant a réussi une forme de démocratisation de la santé, qui concerne à la fois l'accès à la connaissance par l'éducation mais aussi la participation des citoyens et leurs représentants à la gestion du système.

Le Bavant a donné un rôle fort à l'État pour qu'il soit stratège et assume ses missions régaliennes en santé, notamment dans la protection de la population. Il a aussi responsabilisé la société civile à travers une démocratie sociale et sanitaire redynamisée pour garantir les droits des usagers, donner une vraie autonomie aux acteurs locaux et favoriser l'innovation.

17.
Un pilotage visionnaire et démocratique

Les quatre Grandet savent que, comme dans toute organisation sociale ou économique, la crise du système des Albaches vient d'abord d'une défaillance de la gouvernance.

Un État stratège

L'État sanitaire au Bavant est constitué d'un ministère de la Santé, dirigé par un ministre au profil très politique, et d'un ministre délégué à la Santé publique au profil scientifique. Ce dernier est sous la tutelle du ministre de la Santé, et du Premier ministre pour les questions de santé dites interministérielles.

L'administration du ministère est nettement simplifiée par rapport aux Albaches. Elle comprend deux pôles essentiels : un pour piloter les questions de santé publique, un autre pour l'évaluation des services, des produits et du système de santé.

Le premier pôle correspond à l'Agence nationale de Santé publique du Bavant, regroupant les grandes fonctions de ce domaine dont la veille sanitaire, le suivi épidémiologique, la gestion des risques sanitaires exceptionnels et la promotion de la santé entre autres.

En tant qu'ingénieur, Thierry est intéressé par le bras armé de ce pôle de santé publique en matière de recherche, de formation et d'innovation technologique. Le Bavant a investi dans un nouveau campus de santé publique ayant pour ambition de devenir un centre de recherche et de formation de référence mondiale dans le domaine. Il a construit ce campus à l'intérieur d'un ensemble existant d'écoles d'ingénieurs et de sciences sociales, afin de construire un réseau d'expertise interdisciplinaire de haut niveau.

Le deuxième pôle est représenté par une Haute Autorité de Santé chargée d'évaluer sur un plan scientifique et économique les biens et services, ainsi que la performance du système de santé.

Au niveau régional et départemental, les services de l'État sont intégrés dans une direction de santé publique présente dans chaque préfecture de région et de département.

Cette intégration dans les préfectures permet à l'État d'être justement dimensionné pour effectuer ses missions localement, d'interagir avec les acteurs locaux publics et privés, tout en leur laissant une large autonomie. L'État peut jouer son rôle d'arbitre, d'évaluateur de la mise en place de sa feuille de route nationale, sans intervenir dans l'opérationnel du quotidien, et sans asphyxier les acteurs par sa bureaucratie, comme aux Albaches.

Ainsi, l'administration de l'État est armée pour donner une vision forte et actualisée au politique et au Parlement, pour apprécier l'état de santé de la population, la performance du système et les leviers à activer pour l'améliorer.

L'État pilote la stratégie et les fonctions régaliennes, mais délègue l'exécution de cette stratégie à l'assureur public de santé et aux acteurs pour la prévention et le soin, ainsi qu'aux collectivités territoriales pour une partie de la prévention.

Démocratie sanitaire et sociale

Au Bavant, la démocratie représentative pilote la définition de la stratégie et les fonctions régaliennes en santé. La démocratie sanitaire et sociale, elle, est responsabilisée sur l'exécution du projet de santé décidée par l'État et les parlementaires dans chaque région et territoire.

Le Bavant a su structurer cette démocratie pour la rendre efficace grâce au truchement, entre autres, de l'assurance santé publique. Centrale dans la délégation de service public, elle représente les deux poumons du système : le financement solidaire de l'essentiel des dépenses et la vie démocratique sanitaire et sociale.

Sa propre gouvernance a été repensée pour jouer ce rôle. Thierry identifie l'existence d'un contrat d'objectif et de gestion de cinq ans, entre l'État et l'exécutif de cette assurance.

L'assurance est pilotée par un exécutif dont le directeur est nommé par l'État, et dont le Conseil d'administration est un système paritaire entre les syndicats historiques, les représentants élus des professionnels de santé, des usagers et des industries de santé. Il a pour mission clé de valider les orientations stratégiques de l'exécutif et d'évaluer la bonne réalisation de la feuille de route.

Cette gouvernance hybride se duplique en région avec les caisses régionales et dans les départements avec les caisses primaires.

Le groupe des quatre s'accorde pour dire que cette gouvernance de l'assurance santé a vocation à jouer un rôle d'opérateur public de la stratégie nationale de santé fixée par l'État au niveau national et régional.

Thierry précise ensuite que l'approche globale en santé, intégrant les déterminants non médicaux de santé, a fait des collectivités territoriales de nouveaux opérateurs publics, dotés de missions identifiées et reconnues sur ces déterminants. Aux conseils régionaux revient la cogestion avec l'État et les caisses régionales des investissements stratégiques dans les grandes infrastructures hospitalières, dans les technologies innovantes et des plans régionaux de santé ; aux conseils départementaux est confié le rôle d'opérateur public de la plupart des actions de santé publique pour la prévention à tous les âges, et pour le médico-social (personnes dépendantes et en situation de handicap physique ou mental).

Quant aux collectivités de communes et aux métropoles, elles jouent un rôle de partenaire et d'appui pour la disponibilité du foncier pour les structures de soins et de prévention, et le bien-être de la population.

Les services de santé publique de l'État, en plus de leurs missions spécifiques, viennent en appui des opérateurs publics et des territoires de santé pour assurer le suivi épidémiologique, la formation et l'évaluation annuelle des plans territoriaux.

Autonomie et responsabilisation des acteurs locaux

Tout en conservant un État centralisé comme dans les Albaches, le Bavant a réussi à découpler le rôle de l'État stratège et régalien en santé de celui des acteurs de la société civile à l'échelle des territoires.

Le point de départ est la constitution de territoires de santé uniques et connus de chaque habitant. Dans cette unité géographique, chaque habitant peut disposer des services et produits de santé essentiels.

L'État a défini un peu plus de 300 territoires de santé, couvrant environ 200 000 habitants. Ce n'est donc ni le département, ni la région. De même que chaque habitant du Bavant connaît son département pour des services publics comme la distribution de l'eau ou la voirie, il se réfère à son territoire de santé pour disposer d'un service de santé. Thierry observe qu'il s'agirait d'une grande simplification aux Albaches, qui disposent d'un territoire différent pour chaque secteur du soin (ville, hôpital).

Cette définition concrète de l'unité géographique commune est la condition fondamentale pour confier aux acteurs locaux la responsabilité du projet territorial de santé.

À l'exception d'un niveau de recours hospitalier ou médico-social ultraspécialisé, et de la gestion de certains programmes de recherche, usagers et soignants disposent à l'intérieur de chaque territoire de toutes les ressources nécessaires. L'autonomie laissée aux acteurs locaux pour développer des projets, répondre à des besoins de santé spécifiques et solutionner les problèmes du quotidien a généré un système très réactif, flexible, innovant et capable de s'adapter en permanence.

Une évaluation récurrente de la performance publique

En tant qu'ingénieur, Thierry sait qu'un système dominé par l'excellence humaine et technologique n'est performant que s'il dispose d'un processus d'évaluation et d'amélioration de la qualité bien rodé.

Au Bavant, ce processus est piloté par les directions sanitaires préfectorales, qui disposent d'experts de haut niveau en santé publique, avec l'appui des ressources de la Haute Autorité de Santé.

Avec des outils comme le diagnostic territorial de santé réalisé chaque année et des enquêtes menées dans les territoires, un bilan qualitatif et quantitatif de la situation sanitaire est rendu public par la préfecture pour chaque territoire de santé.

Selon Thierry, la transparence de l'information, le management participatif au sein des territoires et les évaluations à intervalles réguliers sont les garants de l'amélioration continue du système de santé du Bavant, et de sa capacité à répondre de façon satisfaisante aux besoins concrets de la population.

18.
Une excellence et une proximité des services de santé pour tous les citoyens

Pour Ghislaine, c'est en tirant le fil du service public territorial de santé que l'on comprend la réforme organisationnelle au Bavant.

Le service public territorial de santé

Le Bavant a inscrit, dans la loi, que chaque territoire était délégataire d'un service public territorial de santé, constitué de l'ensemble des missions de soins et de prévention en santé. Aussi, que les professionnels soient du secteur privé ou du secteur public, quel que soit leur mode d'exercice – libéral, salarié, mixte –, ils ont tous les mêmes droits et devoirs envers les valeurs du service public : accès pour tous, continuité et mutabilité (adaptation aux innovations) du service.

Mais Brigitte a perdu le fil : « Comment le secteur privé peut-il remplir les mêmes fonctions que le secteur public ? » En réalité, elle confond le *statut* de celui qui remplit la mission, et la *mission* elle-même. La mission est un service public, par exemple, l'accès pour tous aux soins primaires, mais l'exécutant de cette mission peut très bien être un médecin généraliste libéral. Henri intervient pour prendre l'exemple de la gestion des déchets et de la distribution de l'eau : ces services sont gérés par des entreprises privées à but lucratif, qui remplissent des missions de service public.

Tout le monde travaille pour une même mission, tout en conservant ses différences statutaires.

Chaque professionnel a une responsabilité territoriale et populationnelle

Cette évolution a radicalement changé l'organisation des métiers des soignants. Ainsi, tout médecin peut travailler, s'il le souhaite, un jour au domicile des patients, un autre jour en cabinet, un autre jour dans une maison spécialisée sur la dépendance et un autre jour sur une mission de santé publique territoriale.

La permanence des soins, un des services publics territoriaux, est assurée par les services d'urgences des hôpitaux pour les cas les plus graves, et par des maisons médicales de garde pour les cas courants, dont chaque territoire est doté en fonction de ses besoins.

Chaque médecin ou infirmier d'un territoire de santé, qu'il soit libéral ou salarié, doit remplir cette mission de garde.

Compte personnel de prévention et contrat thérapeutique

Pour les personnes souffrant d'affections de longue durée, le Bavant a mis en place un contrat thérapeutique entre le patient, l'assurance santé publique et le coordinateur de l'équipe de soins. Ce contrat contient le plan personnalisé de soins, les objectifs à atteindre dans la prise en charge et l'information essentielle à connaitre sur la pathologie. Il garantit à chaque patient de disposer des ressources humaines, thérapeutiques et technologiques, donc d'une prise en charge complète et individualisée dans le territoire de santé.

Il garantit aussi une évaluation annuelle de la prise en charge à partir des données de santé, gérées par un assistant digital au parcours de soins, et de l'évaluation des soignants et du patient.

Chaque citoyen de plus de 16 ans dispose d'un compte personnel de prévention, constituant une somme d'argent déterminée en fonction de son état de santé, et de sa charge familiale. Plusieurs sources de financement publiques et privées alimentent un fonds de prévention, qui répartit les sommes dans les comptes personnels. Une offre de services de prévention, labélisée par la Haute Autorité de Santé, est mise à disposition dans l'espace santé digital (MonEspaceSanté) de chaque individu.

Thierry, notre grand adepte de la prévention, est fasciné par ce dispositif. Mais est-ce vraiment suffisant pour changer les comportements ?

Un réseau complet de structures de prévention et de prédiction

La culture de prévention ne s'est pas développée uniquement par ce compte personnel : le Bavant a renforcé à tous les âges de la vie les capacités et infrastructures de prévention et de prédiction en santé.

Services de protection maternelle et infantile (PMI) et services de santé en établissement scolaire garantissent une prise en charge optimale du parcours de santé des enfants, et l'éducation à la santé en bas âge en partenariat avec les enseignants. Les spécialités dédiées à la prévention sont valorisées pendant la formation initiale des médecins, des pharmaciens et des infirmiers. Un enseignement sur la prévention est proposé par toutes les facultés de santé tout au long du cursus, ainsi que des offres de stage en prévention.

Dans cette stratégie, le Bavant a mis en place un réseau d'instituts de santé publique, avec la présence d'au moins un institut dédié à la formation et à la recherche dans chaque région. Il a aussi instauré la présence d'un centre de prévention et de prédiction par territoire de santé. Ces structures de prévention sont en réseau à l'intérieur de chaque territoire avec l'ensemble des acteurs de la prévention (en établissement scolaire, en entreprise, dans les universités, dans les lieux de soins), et à l'extérieur, à l'échelle régionale, avec les centres des autres territoires.

Un hôpital public réinventé

Marquée par les mauvaises expériences de ses parents, Eugénie et Charles, Ghislaine s'est ensuite penchée sur l'hôpital public.

Au Bavant, l'État a refondé l'hôpital public autour de trois axes : l'autonomie de gestion des ressources en interne, l'ancrage territorial des soignants et l'excellence des missions.

Cette autonomie se manifeste par un contrat pluriannuel d'objectifs et de moyens, signé par chaque hôpital pour 5 ans avec les caisses régionales d'assurance santé. Elle s'accompagne d'un rééquilibrage de la direction entre le médical et l'administratif.

Ghislaine remarque que beaucoup d'hôpitaux publics au Bavant sont dirigés par un scientifique, accompagné d'un directeur administratif. Les ressources humaines et financières, elles, sont gérées majoritairement à l'échelle des services. L'ancrage territorial passe par une flexibilité des carrières, prenant en compte les aspirations individuelles et les besoins des services.

Un médecin ou un infirmier de la fonction publique hospitalière signe un contrat d'obligation de services tous les 5 ans, dans lequel il peut choisir un temps plein à l'hôpital, ou un partage de son temps entre l'hôpital et d'autres missions dans le territoire de santé.

Le statut phare du professeur d'université-praticien hospitalier a été revu, avec leur assentiment, pour le faire davantage coller avec la vie médicale d'aujourd'hui. Ainsi, les professeurs choisissent, pour cinq ans, un maximum de deux valences, entre les soins, la recherche, ou l'enseignement.

La médecine de ville renforcée

Selon Ghislaine, les réformes évoquées précédemment ont transformé tous les métiers médicaux et paramédicaux des soins de ville. Un dispositif comme le contrat thérapeutique a généré un véritable virage ambulatoire dans la gestion des pathologies chroniques, qui sont essentiellement prises en charge en ville, sous la coordination d'un médecin de ville. L'hôpital est devenu le dernier recours.

Deux évolutions ont attiré son attention. D'abord, les médecins libéraux des cabinets médicaux, ou les salariés des centres de santé, bénéficient de bien plus de ressources humaines et technologiques que ceux des Albaches. En moyenne, un médecin dispose de cinq professionnels, composés de paramédicaux et assistants techniques et administratifs, pour mener à bien ses missions (soins et prévention).

Si les Albaches sont concentrés sur le regroupement des médecins, qui génère quelquefois un éloignement géographique des lieux de soins pour les patients, le Bavant laisse libre chaque médecin de son organisation, mais incite fortement à s'entourer d'une équipe de prévention et de soins.

La gestion du grand âge revisitée

Enfin, Ghislaine est assez admirative de la transformation initiée dans la gestion du grand âge. Alors que les Albaches sont toujours sur le modèle suranné des Ehpad, qu'elle qualifie de «*mouroirs*» coûteux pour les familles, le Bavant a institué un système de plateforme gérontologique à l'échelle départementale, qui permet à chaque personne âgée et à son entourage de construire une solution adaptée et personnalisée en fonction de ses besoins.

Pour le domicile, un réseau de proximité conçu à partir des aidants familiaux, des professionnels du soin à domicile (formés en intelligence relationnelle et en autonomie dans la vie quotidienne) permet de conserver le plus longtemps possible les personnes chez elles.

Les caisses de santé et de retraite doivent proposer un accompagnement structuré de la personne avancée en âge, avec différents points de contrôle sur l'adaptabilité du logement, le bien vieillir et la sensibilisation à certains risques dont l'isolement social.

La prise en charge médicalisée de la personne âgée, réalisée par les professionnels de ville principalement, est dissociée des aspects sociaux et matériels. Elle est hybride entre une présence physique des soignants et un usage massif de la télémédecine.

Le secteur de la santé à domicile a été largement développé et professionnalisé au Bavant, tant il est crucial. Lorsque la vie à domicile n'est plus possible, la personne âgée choisit souvent une structure de petite taille, dite « *modulaire* » de premier niveau, intégrée dans les tissus urbains et périurbains, voire à la campagne. L'idée est d'offrir un « *nouveau chez-soi* », avec une logique de plateforme gérontologique. Les différentes ressources sont mutualisées directement vers le nouveau domicile ou dans des espaces communs dédiés. Pour les personnes dépendantes, souffrant de maladies neurodégénératives, des structures d'un haut niveau de soins et d'un accompagnement de haute technicité ont été créées.

Le Bavant a supprimé le modèle Ehpad pour le remplacer par des unités de soins protégées et spécialisées, qui peuvent accompagner les patients et proposer des lieux d'accueil et d'accompagnement des aidants. Certaines de ces unités sont rattachées à des centres hospitaliers universitaires de référence en gériatrie à des fins de lieux de diagnostic et de recherche sur les maladies neurodégénératives.

19.
Un financement lisible et diversifié de la santé

Henri, contrôleur de gestion, a été naturellement désigné pour expliquer le nouveau financement de la santé au Bavant, dont le système était similaire à celui des Albaches avant la réforme.

Il a relevé le défi de répondre à trois questions : Comment le budget est-il construit ? Comment le budget est-il maintenu à l'équilibre sur le long terme ? Qui finance quoi ?

Comment le budget est-il construit ?

Henri explique que la mise en place de la loi d'orientation et de programmation sanitaire à cinq ans résulte d'un diagnostic annuel de l'état de santé de la population, construit à partir du diagnostic à l'échelle des quelque trois cents territoires de santé. Il parle d'une approche *bottom up*, du local vers le national.

La définition de cinq objectifs prioritaires de santé publique, quantifiés et planifiés à moyen terme, intervient aussi dans la construction budgétaire. Conçu à partir des besoins (prévention, soins courants, pathologies chroniques), le budget est ensuite décliné sur les différents types de dépenses (services, produits de santé, enseignement, recherche).

Henri rappelle que « *la meilleure économie des dépenses de soins est celle qui en supprime la raison* ». Il compare cela avec les dépenses d'électricité : pour baisser sa dépense d'électricité, il faut certes changer ses comportements, mais aussi, par exemple, investir pour isoler sa maison. En santé, il faut aussi investir dans les bons gestes, les bonnes démarches et les bons services pour rester en bonne santé.

Comment le budget est-il maintenu à l'équilibre sur le long terme ?

À la question de savoir si les comptes publics de la santé au Bavant sont à l'équilibre, Henri répond que oui, pour une raison simple à comprendre : c'est une obligation légale de fixer un budget à l'équilibre sur les cinq ans. Il peut y avoir des déficits les années de crise économique, mais sur l'échelle d'un quinquennat, l'équilibre doit être atteint.

Qui finance quoi ?

Les champs d'action de chaque financeur ont été clarifiés pour rendre le financement lisible, peu coûteux en dépenses administratives, et efficace sur la protection du risque de chacun.

L'assurance santé publique est le seul financeur assurantiel de l'essentiel des prestations de soins. Les assureurs santé privés sont centrés sur la prévention. Ils financent aussi des biens et services non remboursés par l'assureur public, comme les lunettes, les prothèses dentaires et certains transports sanitaires.

« L'usager ne paie plus rien ? » s'étonne Brigitte. « Si, répond Henri, l'usager paie, avec ses cotisations sociales, ses impôts et ses primes d'assurance ». Dans le nouveau système, le Bavant est revenu à l'esprit originel de la sécurité sociale, qui associe la solidarité et la responsabilité. La responsabilité se manifeste par l'existence d'un ticket modérateur de l'ordre de 20 %, variable selon les prestations, payé directement par l'usager, à l'exception de cas précis d'exonérations. Parmi ces cas figurent les affections de longue durée, les bas revenus, les étudiants et les femmes enceintes. Dans tous ces cas, le remboursement est de 100 % des dépenses. Dans les autres cas, l'usager paie le ticket modérateur.

Brigitte veut être sûre de bien comprendre.

– Henri, donne-nous un cas concret : que se passe-t-il si je vais chez mon médecin généraliste et chez mon pharmacien au Bavant ?

– Si tu vas chez ton médecin généraliste pour une consultation ou chez ton pharmacien pour un médicament qui concerne une affection de longue durée reconnue par l'assurance publique de santé, tu ne paies rien. Ton médecin et ton pharmacien sont payés à 100 % par l'assurance publique. Mais su tu y vas pour un autre motif, tu dois payer l'équivalent du ticket modérateur, sauf si tes revenus sont trop faibles.

– Et nos mutuelles, à quoi servent-elles alors ?

– Elles servent à financer surtout des dépenses de prévention, et quelques paniers de soins, non remboursés par l'assurance publique.

Les assureurs privés en santé contractualisent directement avec les particuliers, sous forme d'une affiliation individuelle, de type mutualiste, pour des contrats supplémentaires. Ces assureurs financent aussi l'investissement social en santé, dit de prévention.

En pensant à Léonie et David, Ghislaine s'interroge : que deviennent les entreprises dans ce financement ?

Les quelque dix milliards d'euros payés avant la réforme par les entreprises dans les contrats collectifs servent à financer plusieurs dépenses : les arrêts de travail de courte durée, un programme d'actions de santé au travail, et des produits de prévoyance étendus à tous les salariés et revus à la hausse. Ainsi, outre une santé au travail de qualité dans l'entreprise, cet allègement de charges pour les entreprises dans le Bavant permet à tous les salariés de disposer d'un contrat de prévoyance collective de qualité, couvrant les risques d'invalidité et de décès. Chaque employeur a donc tout intérêt à investir en santé pour maintenir ses employés dans le meilleur état de santé psychique et physique possible.

Un investissement durable dans le capital humain en santé

Le virage préventif étant un des axes majeurs de la réforme de 2010, il reste à en comprendre son financement.

La grande initiative de la réforme a été un plan de financement de 15 milliards d'euros sur cinq ans de prévention primaire (actions visant à réduire la fréquence des maladies ou accidents par la diminution des causes et des facteurs de risque), à partir des réserves financières non prudentielles des assureurs santé privés qui s'élèvent à plus de 70 milliards d'euros au Bavant.

Le nouveau modèle économique est vertueux, induisant la maîtrise des dépenses de soins par une baisse de la demande, grâce à une population mieux responsabilisée et en meilleure santé, qui vieillit en bonne santé.

Ce plan d'investissement dans le capital humain en santé à tous les âges de la vie s'est décliné avec de nouveaux dispositifs, comme le compte personnel de prévention. L'assurance santé publique finance une grande partie de la prévention médicalisée dite secondaire, composée de tests de dépistage, de médicaments préventifs et de forfaits de capitation dédiés.

Les collectivités territoriales sont également devenues des financeurs importants pour des secteurs comme le bien-vieillir, la santé environnementale, les infrastructures sportives, la nutrition dans les écoles, l'aide aux personnes vulnérables.

Henri rappelle le rôle nouveau des entreprises comme un acteur reconnu dans la prévention des risques sanitaires au travail, dans le bien-être des actifs, et pour certaines dépenses comme les arrêts de travail de courte durée.

20.
Une innovation irriguant tout le système de santé

Pour Thierry, notre ingénieur ingénieux, un système de santé ne peut être performant que si le pays réussit à développer avec succès une recherche médicale de haut niveau, une industrie puissante et des services performants.

La réforme systémique en levier de l'innovation

D'abord, Thierry précise que les fondements du succès du renouveau de la recherche comme de l'industrie se trouvent dans les réformes de la gouvernance et du financement du système de santé.

La restructuration de l'État autour des deux pôles, décrits précédemment, a optimisé les process administratifs, tels que ceux de l'accès au marché pour les innovations technologiques et thérapeutiques. Thierry cite le cas du Comité national de l'innovation, qui décide de l'inclusion des nouvelles technologies et des produits pharmaceutiques dans le panier de prestations remboursées, selon les évaluations médicales et économiques réalisées par la Haute Autorité de Santé. Ce comité se réunit en moyenne trois fois par an, selon les besoins, et est composé des représentants de l'assurance santé publique, des professions médicales, des établissements de santé, des industriels, des associations de patients et d'usagers. Le Bavant garantit ainsi que les innovations, incrémentales et de rupture, reconnues scientifiquement comme efficaces, sûres et de qualité irriguent rapidement l'ensemble du système de santé.

Ce comité est aussi le garant que les biens et services remboursés par l'assurance publique relèvent bien de la solidarité nationale. Il permet ainsi une maîtrise des dépenses publiques, tout en rémunérant bien les soignants et les innovations. La gouvernance interministérielle de ce comité, impliquant les ministères de la Recherche et de l'Industrie, est donc déterminante.

La réforme du financement, quant à elle, a permis de dégager des ressources nouvelles à partir de gains financiers de l'ordre de 20 milliards d'euros, notamment à la suite du passage à un seul financeur pour les prestations.

Une santé du quotidien à l'ère du digital

Les quatre générations de la famille Grandet sont les témoins du handicap causé par le retard de la numérisation de la santé des Albaches.

Pour 90 % de la population du Bavant, toutes les données de santé sont intégralement digitalisées. Chaque citoyen dispose de toute l'information dont il a besoin dans son espace digital, ainsi que de toutes ses données de santé. Les parcours de soins des patients chroniques sont entièrement digitalisés. Des assistants digitaux gèrent les données des parcours, pour en produire des évaluations annuelles, et sur demande des soignants.

Les données de santé de la population de chaque territoire de santé sont gérées à l'échelle du territoire dont les acteurs, sous la tutelle de l'État, ont la responsabilité de la maintenance et de la sécurisation, dans le respect du secret médical.

L'État, via la Haute Autorité de Santé, fournit un atlas numérique des services de prévention et de soins à l'échelle nationale, couvrant chaque territoire de santé. L'État, via l'agence nationale de santé publique, fournit également une information exhaustive sur les facteurs de risque et les pathologies concernées par les cinq priorités de santé publique.

La télémédecine est venue s'intégrer dans l'activité de chaque professionnel de santé, quel que soit le lieu de soin : les téléconsultations sont utilisées quotidiennement, non pas pour remplacer la pénurie de soignants, mais sur décision des soignants et/ou à la demande des patients ; la télésurveillance est généralisée sur tous les publics où elle est jugée essentielle, comme certains patients chroniques et des personnes âgées fragiles ; quant à la téléexpertise, elle met en relation au quotidien des spécialistes ultraspécialisés dans un domaine avec les médecins généralistes, ou d'autres spécialistes qui ont besoin d'une expertise très pointue.

Une médecine du quotidien augmentée à l'intelligence artificielle

À cette brique de la e-santé s'ajoute une nouvelle brique qui passionne Thierry : l'intelligence artificielle.

Une génération de serveurs open source va rendre universel l'accès aux logiciels LLM (ChatGPT) à tous les développeurs, ce qui va faire exploser l'usage de l'IA. Thierry prend l'exemple du compte rendu augmenté des analyses médicales d'une personne, avec une explication très pédagogique des résultats, tenant compte du profil des patients, et des recommandations pour les améliorer au cours du temps (nutrition, sport, modes de vie). Le laboratoire peut même, si c'est nécessaire, réaliser la mesure de scores de prédiction de développer des maladies comme le diabète ou l'insuffisance rénale, dans un but d'éviter leur développement.

L'IA permettra rapidement de faire des progrès substantiels dans de nombreux domaines de la médecine : l'aide à la prescription, l'automatisation de certaines tâches (libérant du temps médical), la médecine prédictive pour anticiper et traiter de manière proactive (algorithmes prédictifs) la médecine de précision pour maximiser l'efficacité thérapeutique, l'aide à la décision dans le processus diagnostique et thérapeutique, la chirurgie assistée par ordinateur et la prévention individuelle et collective.

Fasciné par les potentialités de l'IA en santé, Thierry précise deux points. Il n'y a pas de bonne IA sans bonnes bases de données, et donc, sans maîtrise complète du numérique en santé. C'est cette maîtrise qui permet aujourd'hui au Bavant de développer rapidement l'usage de l'IA, pour renforcer les soignants et non les remplacer. L'IA ne doit pas remplacer la décision du médecin, mais, au contraire, la faciliter et la renforcer. Aussi, la connaissance des limites de l'usage de cette technologie est indispensable.

Une recherche publique et privée redynamisée

Le Bavant a augmenté sensiblement le budget de recherche médicale publique et a repensé son organisation.

Alors que les Albaches ont réduit leur budget de recherche publique de 15 % en une décennie, le Bavant l'a augmenté de 50 % en dix ans, le faisant passer à 5 milliards d'euros par an en 2022.

De cette réduction budgétaire aux Albaches s'en est suivie une dégradation des conditions de travail et de vie des chercheurs. Le salaire moyen d'un chercheur y représente 1,5 fois le salaire minimum, contre 2,5 fois dans le Bavant. Le financement de la recherche «*par projets*», dominant au Bavant, permet aux meilleurs chercheurs de disposer des fonds suffisants pour financer des projets sur des thématiques émergentes, à haut potentiel d'innovation.

Le Bavant a créé un grand pôle universitaire international public de formation et de recherche universitaire en santé, qui réunit des compétences de haut niveau en médecine, en ingénierie, en recherche, en sciences sociales. C'est aujourd'hui une chaire d'excellence académique de réputation internationale en recherche et en formation en santé.

Le pôle permet, par exemple, au Bavant de disposer d'une recherche efficace dans l'application du numérique et de l'intelligence artificielle, et d'être capable de modélisations mathématiques avancées pour gérer les crises sanitaires. Il forme un grand nombre d'experts de santé publique, de dirigeants d'établissements de santé dans un environnement d'excellence et de haute technologie. Ce pôle est en étroite symbiose avec la recherche et le développement du secteur privé.

La recherche pharmaceutique est dominée aujourd'hui par des sociétés de biotechnologie que le Bavant soutient par un marché du capital-risque dynamique et garanti par l'État, car ce type de recherche à haut risque est très capitalistique.

Une industrie pharmaceutique puissante au service du bien commun

Concernant l'industrie pharmaceutique, Thierry voudrait d'abord comprendre les raisons expliquant que les anti-CGRP de sa mère Eugénie sont remboursés au Bavant et pas aux Albaches.

De façon générale, les médicaments innovants sont plus rapidement et plus massivement accessibles au Bavant qu'aux Albaches, ce qui est une chance pour les patients mais aussi un avantage concurrentiel pour les industriels du Bavant.

Thierry fait remarquer que les nouveaux médicaments protégés par les brevets sont mis sur le marché immédiatement après leur autorisation au Bavant. Les industriels déposent, dès la mise sur le marché, un dossier au Comité mixte national de l'innovation, contenant les preuves des bénéfices supplémentaires par rapport aux alternatives sur le marché. Une étude médico-économique est réalisée par la Haute Autorité de Santé. L'ensemble de la procédure dure au maximum un an, incluant la négociation du prix entre l'assurance santé publique et le laboratoire pharmaceutique.

Si le marché des produits innovants est performant pour les patients et pour les industriels, Thierry remarque que, en même temps, le marché des génériques (copies des médicaments de référence) est aussi très dynamique. Plus de huit médicaments sur dix consommés au Bavant sont des médicaments génériques et biosimilaires (copie des biothérapies).

Thierry explique que le Bavant optimise le potentiel d'économies des médicaments sans brevet pour financer les coûts des médicaments innovants. C'est un cercle vertueux rendu possible par une régulation économique basée sur le cycle de vie du médicament et non sur une approche comptable budgétaire. La fixation des prix des médicaments est issue d'une régulation fine des enjeux économiques, cherchant à dynamiser les deux types de marché pharmaceutique (princeps & génériques), tout en respectant l'enveloppe globale des dépenses fixée par le Parlement.

Le dynamisme de la recherche, la juste régulation économique des tarifs et la visibilité à moyen terme de la politique de santé ont ainsi largement redressé le développement industriel.

Conclusion

Il est encore trop tôt pour savoir si les travaux des quatre membres de la famille Grandet seront un succès. Néanmoins, ils démontrent que les alternatives existent, que le scénario de 2050 pour les Albaches évoqué en introduction est évitable si une mobilisation collective émerge.

Ce qui est certain, c'est que les difficultés rencontrées par chaque génération de la famille Grandet touchent déjà des millions d'habitants du pays. Ce qui était réservé aux plus défavorisés, à ceux qui vivaient dans des lieux reculés de la ruralité, s'étend dorénavant à la classe moyenne et au-delà, ainsi qu'aux habitants des villes de toute taille.

Dans le passé, la notion de nomadisme médical décrivait le comportement de patients qui multipliaient les consultations chez des médecins différents pour une même pathologie. Aujourd'hui, l'expression décrit des personnes subissant des déplacements de plus en plus longs pour consulter un praticien. Des délais d'un an pour consulter un spécialiste, de plusieurs mois pour une IRM ou une échographie obligent ces itinérants à trouver des soignants à plusieurs heures de route de chez eux. Le cas d'Eugénie, obligée de faire de longues heures de train pour consulter un neurologue, ou celui de David et Farida contraints à trois heures de voiture avec les enfants pour consulter un pédopsychiatre sont devenus la norme pour des millions de personnes.

Les grandes métropoles sont maintenant des hubs de tourisme médical à l'intérieur du pays. Les lieux de soins doivent s'organiser pour recevoir le surplus de patients, souvent en dehors des heures normales d'ouverture.

Un habitant sur six n'a plus de médecin traitant et parmi eux, ils sont nombreux à avoir des affections de longue durée. Le diagnostic des pathologies chroniques est souvent posé trop tard, lorsque les complications réduisent l'espoir de guérison ou de survie à moyen terme.

Ce diagnostic tardif est plus fréquent pour les classes populaires et moyennes, ce qui aggrave des inégalités sociales de santé déjà élevées.

Ces longs déplacements sont autant de coûts et de stress supplémentaires, qui viennent s'ajouter au fardeau de la crainte de la maladie qui se profile. Ces mobilités de santé forcées sont aussi, pour les personnes encore jeunes, des inquiétudes pour leurs vieux jours.

*

Le scénario de 2050 est le destin implacable des Albaches si le pays ne réussit pas la transformation de son système de santé. Les Albaches connaissent une fracture sanitaire qui ne cesse de s'aggraver. La différence d'espérance de vie entre les 10 % des hommes les plus pauvres et les 10 % les plus riches, est de treize ans.

À l'échelle collective, cette fracture sanitaire et l'impuissance politique à la réduire ont des conséquences sociétales, nourrissant la défiance du peuple vis-à-vis de ses dirigeants, la montée des populismes et la perte de confiance dans le modèle social du pays.

Le délitement du système en a fait un puits sans fonds financier. La perte de qualité du service pour les citoyens se fait en parallèle d'une hausse des dépenses, non soutenable dans la durée. Les efforts budgétaires se font à crédit, sans améliorer la vie des soignants et des soignés. La désertification des services de santé en ville s'accompagne d'une désertification de la production et de la distribution des médicaments. Un tiers de la population fait face à des pénuries, touchant des médicaments vitaux.

D'une situation de leadership dans la recherche et la production pharmaceutique au début du siècle, les Albaches ne cessent de se faire dépasser, pas seulement par le Bavant, mais par la plupart de ses pays voisins. Si le pays ne se réveille pas, le diagnostic établi par les Grandet (désertification de la production pharmaceutique) se réalisera dans les dix ans.

En deux décennies, les Albaches ont réussi l'exploit de faire de deux avancées potentielles formidables pour l'humanité – le vieillissement de la population et les révolutions technologiques – des sources de déclin de la qualité de vie de sa population et de menace pour la souveraineté du pays.

Pourquoi les Albaches n'ont-ils pas encore réussi la réforme menée au Bavant ?

Le frein principal est le déni de la crise par la caste technocratique qui a la mainmise sur le fonctionnement du système. Élite administrative aux Albaches, elle a longtemps formé une colonne vertébrale solide et efficace dans la conduite des affaires de l'État, sous la tutelle du politique, et le fait encore dans quelques domaines régaliens.

Ces hauts fonctionnaires sont les seuls maîtres à bord pour gouverner les activités de santé. Pourtant, leurs compétences se limitent à l'administration. Ils ont peu d'expertise en santé publique et ont une faible connaissance des territoires. Peu sensibilisés à l'humain par leur formation, ils ont conduit le système à la déshumanisation des lieux de soins, faisant perdre le sens de leurs missions aux soignants.

La santé n'ayant pas fait l'objet historiquement des priorités du politique aux Albaches, l'étatisation du système depuis trente ans leur a donné tous les pouvoirs au national et en région sans contre-pouvoir. L'important pour eux n'étant pas le résultat mais la procédure et le respect des normes, la capacité d'adaptation et d'innovation du système s'en trouve appauvrie. Aussi, selon eux, si des défaillances existent, elles ne peuvent venir que des acteurs du terrain, boucs émissaires faciles et systématiques ! Les professionnels de santé ont ainsi la double peine de travailler dans un univers dégradé et de porter la responsabilité de cette dégradation aux yeux des dirigeants du système.

Ce déséquilibre de la gouvernance a tué la démocratie sanitaire et sociale aux Albaches. La reconstruction de cette dernière, qui exige le remplacement de cette caste par des profils scientifiques aux postes clés, est probablement la première étape du programme de transformation.

Un autre blocage de la réforme est lié aux croyances collectives. Lorsque l'on veut réformer, c'est que « *ça va mal* ». L'intention d'une réforme est que « *ça aille mieux* ».

Le « *ça va mal* » reste assez relatif en santé. Par rapport à d'autres pays développés comme les États-Unis, le système de santé des Albaches ne va pas plus mal. L'espérance de vie y est plus élevée et les dépenses plus faibles. Et par rapport à nombre de pays en voie de développement, les Grandet vivent dans une opulence sanitaire. L'espérance de vie aujourd'hui est une vingtaine d'années supérieure à celle du milieu du siècle dernier aux Albaches.

Il manque donc une norme pour que ce « *ça va mal* » échappe à tout discours relativiste. En réalité, il faudrait le remplacer par « *ça ne colle plus* ». Si nous éprouvons le besoin de réformer, c'est que nous percevons non pas tant des imperfections, qui sont relatives, mais une inadaptation, une dissonance. Réussir la réforme exige de surmonter ces croyances.

*

C'est la fin d'un cycle du modèle social des Albaches. Cette fin de cycle met le pays face à un choix de société : laisser prospérer l'individualisme ou reconstruire un contrat social qui maintienne une cohésion sociale, une envie de vivre ensemble.

Les Albaches ont bénéficié d'une protection sociale universelle qui a assuré la gestion solidaire des risques sociaux et la redistribution des richesses. Les Grandet savent bien que rien ne garantit que leur génération soit capable de perpétuer ce patrimoine.

Pour ceux qui sont opposés à cette vision de la société de redistribution des richesses, de liberté et de solidarité, l'opportunité de supprimer ce vivre-ensemble est trop belle pour qu'ils ne la saisissent pas. « *On vous avait dit que ça ne marchait plus* » est la phrase facile. Détruire est toujours plus facile que reconstruire.

Le modèle social des Albaches, comme celui du Bavant, résulte d'une recherche d'associations des valeurs de liberté, d'égalité et de solidarité. C'est cet équilibre qu'il faut de nouveau rechercher dans la reconstruction. À travers leur initiative, les Grandet souhaitent préparer Bianca et Léo, et l'ensemble des jeunes générations, à penser et à agir pour que l'esprit d'Éros, l'instinct de vie, l'emporte sur celui de Thanatos, l'esprit de mort.

Arbre généalogique de la famille Grandet en 2024

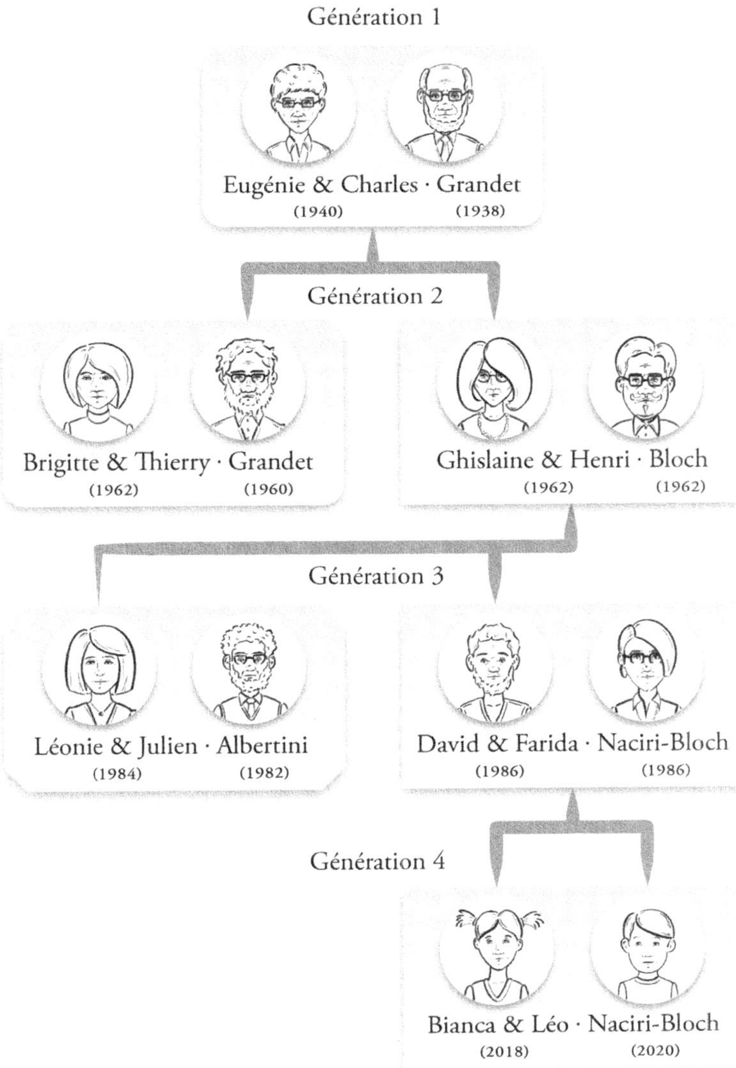

Les Grandet en 2024

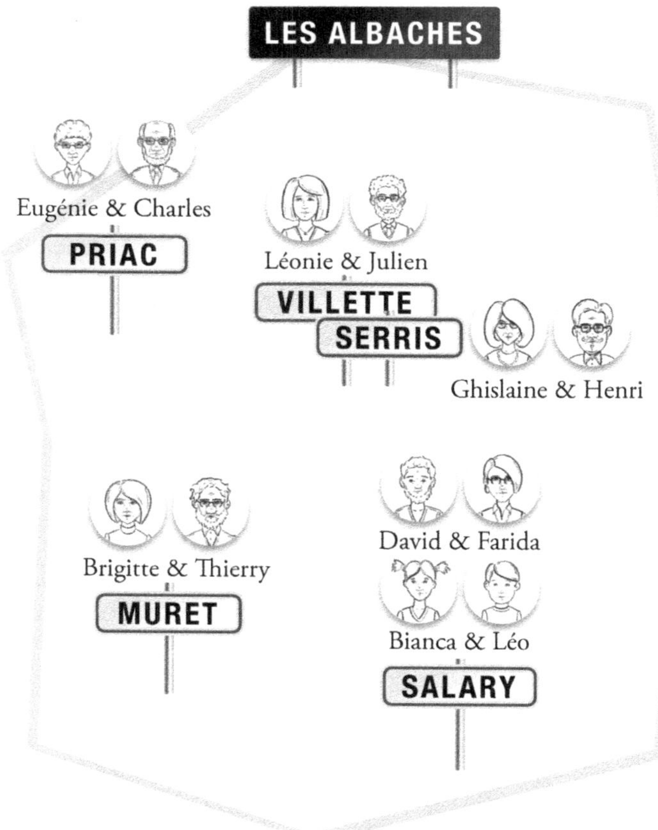

Les Grandet en 2050

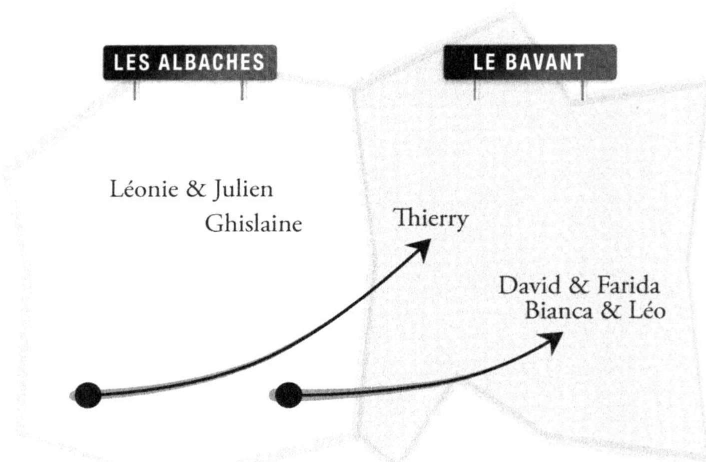

Remerciements

L'Institut Santé est un centre de recherche appliquée en santé, indépendant, transpartisan, interdisciplinaire, créé en 2018. Sa mission est de concevoir un programme abouti et consensuel de redressement du système de santé français au service de la population et de l'image de la France dans le monde.

L'Institut Santé remercie les personnes qui ont apporté leur précieuse contribution à la relecture de ce livre. Grâce à leurs corrections, commentaires et suggestions, ils ont permis à ce livre de se rapprocher d'une accessibilité grand public dont il a vocation, malgré le caractère technique du sujet abordé. Sans citer tout le monde, nous remercions tout particulièrement Evelyne Bersier, François Bloch, Laurent Chneiweiss, Luc Choulet et René Frydman, ainsi que Jeanne Rouzaud pour les illustrations des personnages.

Ce livre est issu du travail des quelque deux cents personnes qui ont contribué à la construction de ce programme de transformation du système de santé français pour l'adapter aux enjeux du XXIe siècle. Leur participation a pu être dès l'origine dans les groupes de travail, ou au cours des conférences de consensus, de rédaction de notes ou de participation à des débats organisés par l'Institut Santé.

Ces personnes représentent l'essentiel des professions de santé, des disciplines de la médecine et des sciences sociales. Elles sont issues des secteurs publics et privés, et représentent la diversité des sensibilités intellectuelles et politiques du système.

L'Institut Santé tient à remercier vivement chacune d'entre elles sans qui la richesse de la matière proposée n'aurait pas été possible.

Tous les droits d'auteur seront reversés à l'association Institut Santé, qui s'engage à réinvestir intégralement les montants dans la promotion de la réforme proposée pour redresser le système de santé français.

Table des matières

III
Maintenir le capital santé de la génération des 25-50 ans

IV
Construire un capital santé solide pour la génération des moins de 25 ans

V
Des principes de la transformation réussie du système de santé du Bavant

Composition : SIR
N° d'édition : 00365
Dépôt légal : octobre 2024
Achevé d'imprimer en septembre 2024 par Corlet Imprimeur — 14110 Condé-en-Normandie
Dépôt légal : septembre 2018 — N° d'imprimeur : 24080484 — Imprimé en France